RENATO ZACCHEDDU

RINOPLASTICA PROPORZIONATA

Come Migliorare L'Aspetto Del Tuo Naso Valutando Tutti Gli Approcci Più Sicuri Con E Senza Chirurgia

Titolo
"RINOPLASTICA PROPORZIONATA"

Autore
Renato Zaccheddu

Editore
Bruno Editore

Sito internet
https://www.brunoeditore.it

Sommario

Introduzione

Vengo subito al punto. Non esiste una rinoplastica o un naso per tutte le stagioni. Quello fatto con lo "stampino", per intenderci. Formula, questa, usata comunemente per definire l'ipotetico chirurgo che farebbe i nasi tutti allo stesso modo. Ebbene tale concetto, nella realtà, non ha alcun senso. Sarebbe impossibile, anche se uno lo volesse, essendo tante, troppe le variabili in gioco. Proporzionare il naso è essenziale. A cosa e come nello specifico te lo spiegherò durante la lettura dei vari capitoli che seguono.

In queste poche righe introduttive appena esposte c'è la vera essenza di questo libro. L'idea centrale che devi fare tua. Pertanto, volessi interrompere ora la lettura, ti porteresti a casa già qualcosa di rilevante. Anzi, il concetto più importante. Un bel regalo, dunque. E anche un po' di fatica risparmiata, potrei dirti. Infatti, frequentemente, è necessario arrivare agli ultimi capitoli e paragrafi di un libro per estrapolarne il significato ultimo. Qua, invece, te lo sto offrendo ora, con ampia generosità.

Se però il tuo intento fosse quello di saperne di più e in modo un poco più "strutturato", allora sarà per me un piacere accompagnarti in questo immaginario viaggio alla scoperta dei vari pensieri, ragionamenti, situazioni e tappe che affronta il chirurgo quando esegue una rinoplastica.

È cosa nota, in medicina si smette di imparare solo quando si va in pensione. Vale per tutti i campi di applicazione e specialità mediche o chirurgiche. La curva di apprendimento sale sempre, anche se più dolcemente dopo un po' di anni di pratica. Sono due le ragioni principali: la prima è che il sapere medico è in continua e rapida evoluzione. Lo studio e aggiornamento costante sono fondamentali. In seconda battuta, bisogna considerare il fatto che il medico, e ancora di più il chirurgo, non ha la capacità di controllare completamente tutti gli aspetti correlati alla guarigione. Sia essa dopo una malattia oppure dopo una chirurgia.

Sono tante le variabili in gioco. Gli imprevisti rappresentano la regola nella pratica medica. Lo studio e l'esperienza, definita dalla continua pratica negli anni, aiutano certamente a ridurre l'imprevedibilità correlata a questa professione ma non a eliminarla completamente. Come ti dicevo, ciò vale per qualsiasi chirurgia. Per la rinoplastica in modo particolare. È decisamente l'intervento che, più di tutti, fa stare chi lo esegue con i piedi ben piantati per terra. Sicuramente quello che in chirurgia estetica "perdona" meno. *Unforgiving*, come dicono oltremanica. Ed è indubbiamente questa una delle ragioni per cui una percentuale non bassa di chirurghi plastici preferisce cimentarsi in altro.

Per quel che mi riguarda, ho scritto questo libro perché sento di non far parte del gruppo appena menzionato. Amo e ho sempre amato eseguire la rinoplastica. Sono affascinato dai suoi segreti e continui insegnamenti. La mia passione risale agli anni della mia formazione in chirurgia plastica presso la prestigiosa scuola del professor Pitanguy, a Rio de Janeiro in Brasile. È infatti lì che ho iniziato a fare miei i principi che sono sempre stati la guida del mio essere chirurgo.

Principi che hanno come base il rispetto delle proporzioni e la continua ricerca della naturalità del risultato. È poi lì che mi è stato insegnato ad approcciare il naso e la rinoplastica con estrema umiltà. Non è sicuramente questo l'intervento di fronte al quale porsi con una certa arroganza o presunzione. Non dovrebbe mai accadere, in realtà, per nessun intervento chirurgico. Per la rinoplastica ancora meno. Infatti, il chirurgo esperto ben sa come questo sia un atteggiamento regolarmente punito dagli eventi. Prima o dopo.

Il naso è un singolare protagonista del nostro viso. Se ben proporzionato come forme e misure rispetto al resto del volto, non lo percepiamo. Dona bellezza e giovinezza al viso stando *dietro le quinte*. Prende invece chiaramente la nostra attenzione qualora sia, in qualche modo, disarmonico. A volte per la dimensione, altre per una conformazione sgraziata.

Quando questo accade, nel portatore possono nascere non pochi problemi psicologici, vista la sua posizione centrale nel viso, difficilmente copribile. Le donne possono aiutarsi con il make-up, giocando con luci e ombre nel tentativo di raggiungere una sorta di riproporzionamento "visivo". Ma parliamo comunque di migliorie minime, spesso insufficienti e soprattutto momentanee.

Il tenere i capelli lunghi e sciolti o l'usare occhiali, e non per problemi di vista, sono altre modalità che cercano di celare l'"indagato" e questo avviene sia nell'uomo che nella donna. Un altro stratagemma consiste nel posizionarsi in modo innaturale e poco sciolto quando ci vengono scattate foto o nel farsi dei selfie. Non è infine raro, soprattutto nei giovani uomini, usare costantemente cappelli dalla lunga visiera tenendo il viso tendenzialmente abbassato al fine di nascondere il naso, o perlomeno, di adombrarlo il più possibile.

Sono, tutti questi, atteggiamenti che, va da sé, influenzano in modo netto il nostro comportamento e interazioni nel vivere sociale. Ed è questa la ragione per cui, dopo l'aumento di seno, il naso rappresenta la parte anatomica che mi capita più frequentemente di modificare, considerando la popolazione maschile e femminile assieme.

L'argomento non è semplicissimo né sempre di immediata comprensione. Sicuramente meno intuitivo rispetto, per esempio, alla chirurgia estetica del seno che ho trattato nel mio primo libro, *Mastoplastica Moderna*. Per tale ragione la lettura potrebbe, talvolta, essere meno scorrevole e quindi diventerà necessario rallentarne la velocità, per permetterti di carpire e fare tuoi i concetti espressi. Ho cercato, tuttavia, di renderlo abbordabile anche a chi non avesse neanche la minima conoscenza della materia. Spero di esserci riuscito.

Ho scritto questo libro pensando principalmente a chi potrebbe essere il lettore interessato. Sicuramente potresti esserlo tu se fossi una persona che, per esempio, non si trova a proprio agio col naso. La lettura del libro ti darebbe certamente vari elementi in più per capire il percorso che intraprenderesti qualora decidessi di risolvere definitivamente il tuo problema. Dando corpo, quindi, al sogno di potere avere la libertà di interfacciarti con le altre persone senza pensare continuamente che tutta la loro attenzione sia lì, nell'osservare la forma sgraziata del tuo naso.

Magari potresti essere uno studente di medicina, se non addirittura un medico, che può avere scelto una formazione specialistica diversa dalla chirurgia plastica, otorinolaringoiatria, o chirurgia maxillo-facciale, le sole tre specialità chirurgiche che approfondiscono questa materia. Il libro può darti certamente una "infarinatura" sull'argomento in modo agile e veloce, nel caso tu non voglia o non abbia tempo di approcciarti alle riviste specialistiche oppure ai testi "sacri" che su questo tema trattano anche il minimo dettaglio.

Buona lettura, dunque.

Capitolo 1:

L'architettura, per iniziare

Per comprendere la rinoplastica è necessario, come prima cosa, avere un'idea di come sia fatto il naso, di quali siano le strutture che lo compongono e anche di quale sia la sua funzionalità. Ma, prima ancora, penso possa esserti utile conoscere qualcosa in più sulla sua forma, posizione e proporzioni.

Il naso ha una forma vagamente piramidale con la base rappresentata dalle narici. Spesso, in gergo tecnico, si parla di *piramide nasale* quando ci si vuol riferire ad esso. Altre volte il naso è paragonato a un tetto con i suoi spioventi. Questa similitudine è spesso tirata in ballo quando si vuole spiegare e far capire come avvengano le fratture delle ossa nasali durante una rinoplastica. Lo vedrai, con maggiori dettagli, proseguendo nella lettura.

Il naso è posto al centro del viso e possiamo definirlo meglio considerando cinque aree.

1. **Radice.** La parte più alta del naso, situata tra le due

sopracciglia, dove si continua con la fronte.

2. **Dorso**. Costituisce grossolanamente la parte più alta del "tetto" a cui facevo riferimento poc'anzi. Decorre dalla radice del naso scendendo fino alla punta. Il suo profilo non ideale porta spesso i pazienti a richiedere la rinoplastica. La classica "gobbetta" o "gibbo" è infatti la tipica alterazione del dorso che non piace.

3. **Pareti laterali**. Sono gli spioventi del tetto di cui sopra. È la parte laterale del naso che si continua con il viso.

4. **Punta**. Rappresenta la parte più bassa del naso ed è quella che più frequentemente richiede delle modifiche. Si caratterizza per due aperture, le narici nasali. Quella striscia di cute posta tra di esse, a dividerle, è chiamata columella. Le narici sono anche il punto di entrata del flusso aereo durante la respirazione. Hanno quindi un importante ruolo nella funzionalità nasale.

5. **Setto**. È una struttura centrale e interna, a forma laminare. Divide il naso internamente in due cavità, che sono le due vie aeree nasali, le quali hanno inizio dalle narici.

Quando un naso è ben bilanciato e in armonia con resto del viso, le varie parti appena menzionate sono tra loro nella giusta proporzione. Infatti, qualora una di esse fosse di forma o dimensione disarmonica rispetto alle altre, si creerebbe un inestetismo percepibile come forma sgraziata del naso. È altresì importante che ci siano buon bilanciamento e armonia con il resto del viso e le sue parti anatomiche.

Sono varie le misurazioni nasali utilizzate al fine di stabilire se la piramide nasale abbia o meno la giusta proporzionalità con il resto del viso. Ti menziono qua le tre più comunemente considerate:

1. Ampiezza complessiva delle narici. Essa deve corrispondere approssimativamente alla larghezza dell'occhio.

2. Guardando il naso lateralmente, consideriamo la proiezione della punta. La intendiamo come la distanza tra l'attaccamento della narice sul viso e il vertice della punta. Oppure, detto diversamente, quanto la punta proietta fuori rispetto al contorno del volto. Prendiamo poi la lunghezza del naso, intesa come la distanza tra la sua radice e il punto più proiettato della punta nasale. In altre parole, la lunghezza del naso lungo il suo dorso. Ebbene, la proiezione della punta deve essere circa due terzi della lunghezza nasale.

3. Angolo nasolabiale che è quello formato dal labbro con la base del naso nella sua parte più bassa (columella). Si vuole che tale

angolo debba essere di 90-95° nell'uomo e 100-105° nella donna. Questo angolo stabilisce la giusta posizione della punta, la quale non deve essere cadente (se avesse un'angolazione minore di quelle menzionate) ma nemmeno eccedere quei valori. Infatti, in quel caso, essa sembrerebbe essere troppo rialzata.

Un altro aspetto importante, al quale sempre mira il chirurgo che esegue la rinoplastica, è quello di tentare di dare alla punta una certa definizione, quando possibile. Tale definizione ha molto a che fare con l'area di transizione che sta tra il dorso e la punta stessa. A questo livello, la linea del contorno del dorso dovrebbe leggermente alzarsi, in modo quasi impercettibile, andando a definire la punta. È una regione molto importante in rinoplastica che si chiama, mutuando un termine inglese, *supratip break*. Tradotto letteralmente, rottura sopra la punta.

Come ti dicevo, esistono varie altre misurazioni che sono state stabilite nel tempo, grazie all'osservazione di nasi che apparissero belli e ben proporzionati in sé e rispetto al viso. Per i nostri scopi è sufficiente che tu abbia almeno un'idea dei punti di riferimento più importanti che ti ho appena dato e che il chirurgo prende in considerazione nell'analizzare un naso da operare.

Anatomia

Stabilito come appare il naso esternamente e che tipo di considerazioni facciamo nell'analizzarlo, ti porterei ora a conoscerne ora l'anatomia. Per fare questo, esaminiamo insieme la struttura portante l'involucro esterno e l'involucro interno.

La struttura portante del naso è costituita da cartilagini e da ossa. Vediamo allora quali sono e in che modo si distribuiscono. Per conoscere la struttura cartilaginea, immaginiamo di vedere il naso senza l'involucro esterno, partendo dal basso verso l'alto.

- Le prime cartilagini che incontriamo sono le cartilagini della punta, chiamate anche *cartilagini alari*. Sono una coppia di cartilagini aventi una forma che richiama vagamente quella del ferro di cavallo. Quindi, ciascuna con due gambe portanti e una curvatura che rappresenta il suo vertice e corrisponde alla parte più proiettata della punta nasale. La punta ha una determinata forma a seconda di come sono queste cartilagini. Possono essere più o meno forti, grandi e avere curvature più o meno accentuate. Delle due gambe di ciascuna cartilagine, una è situata centralmente (è anche detta crus mediale) e costituisce la struttura portante interna della columella (area di pelle tra le due narici). E lo fa unendosi alla gamba centrale della cartilagine alare dell'altro lato. L'altra gamba (crus laterale) invece dà supporto alla parte laterale della narice, dove questa si apre esternamente. Quando il chirurgo vuole modificare la forma della punta è su queste due cartilagini che deve lavorare.

- Salendo oltre la punta troviamo il dorso nasale, come abbiamo visto prima. Ti consiglio di immaginarlo ancora come un tetto con i suoi spioventi, dividendolo però in due porzioni: la parte più bassa, appena dopo la punta e una più alta, tra gli occhi e le sopracciglia. La parte bassa, appena sopra la punta, è morbida al tatto. E lo è perché la struttura portante in quest'area è costituita da altre due cartilagini, una per lato. Sono queste le *cartilagini triangolari*, chiamate così per la loro forma che è vagamente triangolare.

- Dopo le coppie delle alari e triangolari, esiste la *cartilagine del setto* che, per via della sua forma, è chiamata *quadrangolare*. A differenza delle altre due è una cartilagine singola e costituisce la struttura del setto nella sua parte più bassa, la metà inferiore circa.

- Salendo lungo il dorso, a un certo punto esso diventa osseo. È costituito dalle *ossa nasali* che sono saldate tra loro lungo il vertice del dorso e alle ossa mascellari nella parte bassa delle due pareti nasali. Il setto, a questo livello, vale a dire nella parte alta del dorso nasale, è anch'esso una struttura ossea. Concorrono a formare tale osso settale molto sottile due ossa craniche chiamate *etmoide* e *vomere*.

L' involucro cutaneo esterno è costituito non solo dalla pelle e tessuto sottocutaneo, ma anche da dei muscoli che permettono alcuni movimenti del naso. La pelle, in particolare, influisce molto su quello che è il risultato finale di una rinoplastica. C'è una notevole differenza tra operare un naso con una pelle sottile ed operarne uno con la pelle più spessa.

- La pelle sottile rende le modifiche attuate sulla struttura portante durante l'intervento più visibili. Si riesce, infatti, ad ottenere una migliore definizione dei dettagli del naso. Lo svantaggio di operare un naso con una pelle sottile è che anche la minima irregolarità strutturale viene poi percepita.

- Nel caso di una pelle spessa invece è più difficile definire il naso nella sua forma e nei suoi dettagli. Oltretutto è una pelle che tende a gonfiarsi di più e presenta una minore capacità di retrarsi efficientemente ai nuovi volumi ottenuti con la chirurgia. Questo ha un ovvio effetto nel tempo necessario perché il naso si assesti completamente dopo una rinoplastica. Il suo vantaggio, invece, corrisponde a quello che è lo svantaggio della pelle sottile. Permette quindi di coprire meglio qualche minima irregolarità della struttura portante.

- È importante aggiungere che la pelle della punta nasale, più ricca di ghiandole sebacee, è generalmente più spessa di quella del dorso. Ed è anche per questo che la punta è sempre l'ultima parte del naso ad arrivare all'assestamento finale.

I muscoli disposti attorno al naso fanno parte di quel gruppo di muscoli chiamati mimici. Poiché sono responsabili della mimica facciale, vale a dire delle espressioni del viso. Dei tipici esempi sono i muscoli attivati durante il sorriso: alcuni di essi allargano e alzano le narici, mentre altri abbassano la punta. Ecco perché mentre si ride, la punta del naso appare più cadente e il naso più lungo e allargato alla base. Aspetto, questo, lamentato talvolta dai pazienti.

Le due cavità nasali, internamente, sono invece ricoperte da un tessuto di rivestimento chiamato mucosa nasale. Il nome deriva dal fatto che è in grado di produrre muco. Questa è inoltre fornita di ciglia che fungono da ostacolo all'entrata di impurità presenti nell'aria.

Naso etnico: le differenze
Nel discutere della forma dell'anatomia del naso, penso sia opportuno almeno menzionare le variabilità causate dalle diverse etnie. Esistono infatti dei tratti generali che le contraddistinguono. Tuttavia, all'interno di ogni gruppo c'è poi una varietà di gradazione con cui vari tratti specifici di quel particolare gruppo si manifestano.

- A un estremo, troviamo il naso caucasico, delle popolazioni con pelle bianca. Esso tende ad avere una base abbastanza stretta, sia del dorso che della punta, una pelle per lo più sottile e una cartilagine consistente e di buone dimensioni. Nella sua variante mediterranea, c'è la tendenza ad avere una certa prominenza del dorso (gobbetta o gibbo).

- Nell'altro estremo, troviamo il naso delle popolazioni del Centro Africa o che da lì derivano originariamente. Esso è tipicamente largo nella base, presenta una punta molto larga, poco proiettata e cadente. Il dorso nasale è anch'esso molto basso, "insellato". La pelle, invece, è tipicamente spessa e, unitamente delle cartilagini più fragili, non permette alla forma nasale di avere alcuna definizione.

- In mezzo a questi due estremi, abbiamo altre tipologie di nasi come il naso asiatico, che riprende alcuni tratti del naso delle popolazioni africane. Dorso con base larga e scarsa proiezione, La punta è anch'essa poco proiettata e larga, seppur più rialzata. La pelle però tende a essere meno spessa rispetto al naso africano.

Altre etnie intermedie con caratteristiche abbastanza simili sono quelle medio-orientali e dell'America centro-meridionale. Presentano tipicamente la pelle piuttosto spessa, una punta cadente ed una gobbetta più o meno accentuata. Una differenza tra le due è che il dorso del naso delle popolazioni latine d'America tende ad avere una radice più bassa (area di transizione tra il naso e la fronte).

RIEPILOGO DEL CAPITOLO 1:

- SEGRETO n. 1: La forma del naso è tipicamente paragonata a un tetto o a piramide.
- SEGRETO n. 2: La punta nasale ha una struttura solamente cartilaginea.
- SEGRETO n. 3: Il dorso nasale è per la metà più bassa cartilagineo e osseo nella parte superiore.
- SEGRETO n. 4: Durante il sorriso, la punta del naso scende naturalmente.
- SEGRETO n. 5: Il naso etnico, in generale, tende ad avere una pelle più spessa e meno definizione delle forme.

Capitolo 2:

Funzioni del naso

La funzionalità principale del naso è quella respiratoria. Attraverso le narici permette infatti che l'aria entri nelle vie aeree fino ai polmoni. Prima di parlare della respirazione, però, è bene fare un accenno a quella che è la struttura interna della cavità nasale la quale, come hai appena visto, è divisa in due parti dal setto.

Le pareti laterali di ciascuna delle due cavità nasali sono invece caratterizzate dalla presenza dei cosiddetti cornetti o turbinati. Ce ne sono tre per ogni lato: superiore, medio e inferiore. Essi appaiono come fossero protuberanze della parete aventi un'anima ossea molto sottile e sono ricoperti da mucosa. La loro funzione principale è quella di scaldare, purificare e umidificare l'aria grazie alle ciglia e alla produzione di muco che caratterizza la mucosa che li ricopre. Dei tre turbinati, quello più importante per regolare la respirazione nasale è il turbinato inferiore, che è anche il più grande. Per avere la percezione di respirare bene attraverso il naso è necessario che il flusso incontri una certa resistenza.

Le terminazioni nervose, disposte sulle pareti della cavità

nasale, servono a rilevare questa resistenza che, però, non deve essere eccessiva. Se lo fosse, si avrebbe la percezione di una difficoltà respiratoria. La sensazione di respirare male si ha però anche quando lo spazio per il passaggio disponibile all'aria è eccessivo e la resistenza a esso è quindi molto ridotta. In questo caso, infatti, tali terminazioni non vengono stimolate a sufficienza.

Un esempio di questa situazione lo abbiamo se ci si sottopone ad una rimozione completa dei turbinati inferiori. È una pratica chirurgica piuttosto aggressiva che era molto più praticata in passato. Un altro esempio è il caso di importanti perforazioni del setto, tipica conseguenza dell'uso prolungato di cocaina. Te ne parlo meglio in un successivo paragrafo.

È comunque più probabile che la percezione di una difficoltà respiratoria sia dovuta a un aumento della resistenza al flusso e non a una sua diminuzione. A questo riguardo, esistono quattro grandi categorie di ostacolo al passaggio dell'aria.

1. La prima di queste è rappresentata dalla cosiddetta *valvola esterna*. È sostanzialmente la narice e il suo contorno. Essa diventa un impedimento al flusso aereo quando, troppo debole strutturalmente, tende a collassare eccessivamente a ogni atto inspiratorio. La causa può essere una naturale debolezza intrinseca della cartilagine della punta (cartilagine alare).

Oppure una precedente chirurgia troppo demolitiva che l'ha indebolita.

2. La *valvola interna*, tecnicamente, è rappresentata dall'angolo che si forma tra la cartilagine triangolare e la cartilagine del setto (quadrangolare). Essa deve essere di circa 10-15°. Se minore, le pareti laterali del naso in quel punto tendono a collassare durante l'atto inspiratorio rendendo difficile il passaggio dell'aria. Per farti capire meglio, sto parlando di quella porzione del dorso appena sopra la punta, morbida al tatto, poiché è costituita da cartilagini, non da ossa. Anche per la valvola interna vale il discorso di una debolezza strutturale che può essere intrinseca oppure causata da precedenti chirurgie.

3. Il terzo importante ostacolo al flusso aereo è rappresentato da un *setto deviato*. Esso può avere varie forme e gravità. Nel capitolo 4 andiamo più a fondo su questo punto.

4. Infine, il quarto comune motivo di ostacolo al passaggio dell'aria nel naso è costituito dalla *ipertrofia dei turbinati inferiori*. Questa, talvolta, accompagna la deviazione settale. Altre volte no. Tra le sue cause possiamo menzionare processi infiammatori più o meno cronici quali sinusiti, inquinamento dell'aria oppure allergie. Va considerato, inoltre, che i turbinati subiscono dei fisiologici cambiamenti di dimensione durante la

giornata (ciclo nasale). Può quindi accadere che, chi si trovasse già in una situazione "al limite", abbia la sensazione di respirare male solo in alcuni momenti del giorno. Non in modo continuativo.

Un'altra ragione ancora potrebbe essere una punta troppo bassa, per esempio. Essa, infatti, sarebbe in grado di determinare un'alterata dinamica del flusso aereo che entrerebbe nel naso in modo meno diretto ed efficiente. Oppure anche dei polipi nasali, i quali sono come estroflessioni o piccole protuberanze della mucosa nasale più correlati a stati di infiammazione cronica o di tipo allergico. Menzionerei poi delle adesioni tra le mucose interne chiamate sinechie, possibile esito di una chirurgia precedente. Ma pure delle deformità ossee interne alla cavità nasale.

Detto tutto questo, c'è da aggiungere anche che la percezione di una adeguata respirazione nasale è talvolta piuttosto soggettiva. Ci sono persone con una architettura nasale simil normale che lamentano difficoltà come ce ne sono altre con una situazione strutturale più compromessa che invece non riferiscono alcuna difficoltà nella respirazione. Insomma, il quadro della funzionalità nasale è molto variegato, tanto che a volte non se ne riesce a venire a capo con alcun trattamento, sia esso medico o chirurgico.

Chiariti gli aspetti principali della funzionalità nasale, prima di entrare nel vivo delle chirurgie, nei prossimi due paragrafi ti parlerò un poco di due situazioni che possono essere correlate ad un'alterazione del passaggio dell'aria attraverso il naso.

Naso e cocaina

Una condizione molto particolare che agisce in modo deleterio sulla struttura nasale è l'abuso di cocaina. Essa è in grado di creare una continua vasocostrizione delle mucose nasali. Ciò, alla lunga, può portare a un danneggiamento sostanziale della struttura portante con delle conseguenze molto rilevanti su quella che è la forma nasale. In particolare, vengono danneggiate le strutture cartilaginee. Ma, nei casi più gravi, ci può essere un danneggiamento anche osseo.

Venendo maggiormente nel dettaglio, la parte che più tipicamente subisce le conseguenze dell'uso prolungato di cocaina è la cartilagine del setto nasale. Sono infatti abbastanza comuni, nei pazienti che ne abbiano fatto un uso prolungato e continuo, delle perforazioni del setto più o meno estese. Il danneggiamento e riassorbimento della cartilagine, fino a creare poi la perforazione, può avvenire con due meccanismi:

1. Necrosi diretta della mucosa e della cartilagine da mancato apporto di ossigeno nei tessuti coinvolti.

2. Le mucose ipovascolarizzate, per via della vasocostrizione cronica, sono più soggette a infezioni le quali, se non trattate, causano un riassorbimento cartilagineo.

Il setto perforato, nelle situazioni più gravi, non è più in grado di sorreggere la volta nasale che quindi collassa. Ciò appare come il formarsi di uno scalino lungo il dorso nasale tra la parte ossea, che mantiene la posizione, e la parte più bassa, cartilaginea, che invece scende di livello per il mancato supporto del setto.

Altre deformità possono formarsi a livello della punta e delle narici. La punta tende a ritirarsi verso l'alto e a ridursi di proiezione. Il bordo delle narici pure può retrarsi, a volte in modo anche abbastanza ovvio. In generale, quindi, nei casi più gravi, il naso appare più corto, stretto e meno proiettato nella sua metà inferiore che è quella avente la struttura cartilaginea.

La correzione chirurgica di queste deformità è tutt'altro che semplice. Sono casi con un grado di difficoltà tecnica spesso estremamente alto. La perforazione del setto, nella maggioranza dei casi, non si può riparare. La chirurgia mira però a restituire una forma simil normale tramite l'innesto di varie cartilagini prese dalle cartilagini costali e dal padiglione auricolare.

L'intervento ricostruttivo, quando possibile, può essere solamente offerto qualora il vizio dell'uso di cocaina fosse stato definitivamente eliminato. Altrimenti, l'eventuale lavoro fatto verrebbe poi inevitabilmente compromesso di nuovo. Una approfondita analisi psicologica del paziente diventa un cammino da intraprendere necessariamente.

Russare e rinoplastica
Potenzialmente correlato alla funzionalità nasale, è un problema piuttosto comune e che affligge tante persone: il russare durante il sonno. Inizio subito dicendoti che trovare una soluzione o un trattamento per smettere di russare che vada bene per ogni situazione è quantomeno irrealistico. La ragione sta nel fatto che le cause del russare possono essere molteplici; talvolta più di una contemporaneamente.

Quindi, qualora mi si chiedesse se con un intervento di rinoplastica, oppure meglio ancora di rinosettoplastica, si possa risolvere il problema, la mia risposta sarebbe: probabilmente no o solamente in modo parziale.

Cerco ora di argomentare un poco di più e spiegartene il perché. Prima delle soluzioni per smettere, definiamo cos'è il russare.

Si tratta sostanzialmente di uno stato di alterazione piuttosto rumorosa dell'atto respiratorio durante il sonno, in particolare dell'inspirazione. Può avere gradazioni di severità anche importanti fino ad arrivare a delle vere e proprie apnee notturne. Avviene quando la parete anteriore della (o del) faringe tende a collassare su quella posteriore. Unitamente al vibrare della parte finale del palato (palato molle), magari poco tonico. Ha una incidenza superiore negli uomini.

Siccome stiamo parlando di un'anomalia respiratoria, vediamo, come prima cosa, quali sono grossolanamente le parti anatomiche deputate alla respirazione.

- Inizia tutto dalle due aperture esterne attraverso le quali l'aria può entrare nel nostro corpo: il naso e la bocca.
- Le cavità nasale e buccale si riuniscono in una formazione tubulare chiamata faringe. È importante dire che a tale livello le pareti di questo "tubo" sono composte solo da tessuti molli, principalmente muscolari.

- La faringe permette il passaggio dell'aria, ma anche del cibo. È quindi una struttura anatomica che il tratto respiratorio e quello alimentare hanno in comune.

- A un certo punto la faringe si sdoppia in due altre strutture tubiformi:
    1. Posteriormente l'esofago, altro "tubo" con pareti fatte da

tessuto muscolare. Il tratto alimentare continua per questa direzione.

2. Anteriormente invece la faringe si continua nella (o nel) laringe, dove prosegue il tratto respiratorio.

- La laringe, a differenza della faringe, è una struttura più rigida fatta principalmente da cartilagini. In essa hanno sede le corde vocali.

- Dopo la laringe abbiamo la trachea, altra struttura tubulare con pareti più rigide grazie agli anelli cartilaginei che la compongono.

- Da qui passiamo ai due bronchi che si diramano poi nei polmoni.

Per farti capire il meccanismo che sta alla base del russare, userei un poco di creatività. Ti consiglio quindi di prendere (o immaginare di prendere...) un'aspirapolvere in cui ci sia un tubo all'estremità. Quando l'accendi noti che inizia ad aspirare aria. Il tubo mantiene le sue dimensioni grazie al flusso di aria che in esso entra. Se poi provassi a chiudere l'estremità con una mano, noteresti nelle pareti del tubo la tendenza a collassare. A meno che il materiale di cui è fatto abbia una rigidità superiore alla pressione negativa in esso contenuta e che tende a farlo collassare.

Questo è dovuto al fatto che non c'è più il flusso di aria che, con il proprio volume, tiene pervio il tubo. Ma solamente la pressione negativa generata dal motore dell'aspirapolvere. Ecco perché, parlando dell'anatomia, sottolineavo se la struttura in questione fosse rigida o fatta solo da tessuti molli.

Sulla base di questo esempio torniamo al tratto respiratorio:

- La pressione negativa è generata dai polmoni che si espandono.

- Questo crea un flusso d'aria che entra dalle due aperture dell'altra estremità del tratto respiratorio: la bocca ed il naso.

- Da qui l'aria scende nei polmoni passando attraverso faringe (pareti molli), laringe, trachea e bronchi (pareti più rigide).

Detto tutto questo, sarà più facile capire che il russare è dovuto a due gruppi di situazioni che alterano la normale fisiologia del tratto respiratorio durante il sonno:

1. Ostruzione a livello dei punti di entrata del flusso aereo, cioè bocca e naso. Durante il sonno, in condizioni normali, si tende a respirare col naso, a bocca chiusa. Se però il passaggio aereo attraverso il naso fosse ridotto per via di alterazioni ostruttive della sua anatomia, ecco che si tende ad aprire la bocca. Tuttavia, quest'altro passaggio, oltre a favorire il vibrare del

palato molle, potrebbe non essere sufficiente a garantire un buon volume di flusso aereo e lasciare che avvenga quindi il collasso delle pareti molli della faringe, come spiegato nell'esempio dell'aspirapolvere. Tale collasso, insieme al vibrare del palato molle, dà origine alla rumorosa inspirazione che, nella sua forma più grave, può sfociare in autentiche apnee notturne.

Quanto appena detto si verifica più facilmente se, oltre alla ostruzione nasale, anche il passaggio del flusso aereo attraverso la bocca è parzialmente ridotto per alterazioni anatomiche che possono qua avere luogo. Per esempio, la grossa dimensione di parti molli quali:

- uvula;
- tonsille e pilastri tonsillari;
- lingua.

Oppure, come già detto, una scarsa tonicità del palato molle che così rappresenta un ostacolo al flusso aereo in entrata. O ancora una mandibola non sufficientemente proiettata o sviluppata (retrusa) che riduce molto il volume della cavità buccale a disposizione dei tessuti molli appena citati.

2. Diminuito tono delle pareti della faringe durante l'inspirazione. Questa atonia si può verificare più comunemente per:
   - un processo fisiologico legato all'età;

- assunzione di sedativi prima di dormire;
- similmente, sempre prima di dormire, assunzione di alcool.

Oppure, rimanendo sulle pareti della faringe, può essere causata da aumentate pressioni dall'esterno, ad esempio un'accresciuta componente di tessuto adiposo.

O, ancora, la aumentata pressione derivante semplicemente da una posizione orizzontale e causata dalle strutture circostanti. Le quali vanno a scaricare il proprio peso attorno alla faringe con più intensità. Tale effetto è ancora più ovvio se ci si è coricati dopo un lauto pasto.

Da quanto detto sopra, capisci adesso che anche la funzionalità del naso potrebbe concorrere a favorire il russare. Pur non essendo certo l'unico fattore in quanto ad importanza. Ecco allora che l'intervento di rinoplastica può avere un ruolo. E ciò si verifica quando è presente una ostruzione più o meno importante al passaggio del flusso aereo nasale. Le cui possibili cause hai ormai imparato a conoscere:

- deviazione settale;
- ipertrofia dei turbinati;
- struttura cartilaginea della metà inferiore del naso non in grado di sostenere la pressione negativa dell'inspirazione (valvole nasali inefficienti);
- punta nasale bassa;

- polipi nasali;
- deformità ossee.

A seconda della gravità dell'ostruzione, potrebbe esserci più di una delle cause sopra menzionate. Pertanto, l'intervento di rinoplastica, o più comunemente di rinosettoplastica, come vedremo, può certamente rappresentare una soluzione allo smettere di russare. E lo fa dando il proprio contributo a ridurre la resistenza al flusso aereo nasale.

Detto questo, è improbabile che l'ostruzione nasale sia l'unica responsabile nei forti "russatori" o, peggio ancora, in coloro che sono affetti da apnee notturne. Una analisi più approfondita delle cause è certamente necessaria.

Vi sono vari approcci conservativi al problema, che hanno più a che fare con le abitudini e lo stile di vita. Aggiungerei che questa è anche la via principale da cui iniziare. Leggendo quanto scritto sopra, puoi ben capire che un importante aiuto può essere dato da:

- perdere peso;
- dormire con la parte alta del corpo più elevata oppure di lato;
- evitare di dormire subito dopo aver ingerito importanti dosi di cibo oppure di bevande alcoliche;
- se possibile, evitare sedativi prima di dormire.

Sempre come approccio non chirurgico, per i casi più gravi, è possibile usare speciali maschere durante il sonno che garantiscono una pressione del flusso aereo positiva, permettendo quindi la pervietà della faringe. Quando invece deve intervenire la chirurgia, gli interventi eseguibili possono essere diversi:

- Avanzamento della mandibola (e anche della mascella) a creare uno spazio buccale più ampio così da permettere un avanzamento della lingua e dei tessuti molli faringeali;
- Riduzione o rimozione dell'uvula (uvuloplastica);
- Tonsillectomia e riduzione dei pilastri tonsillari;
- Palatoplastica.
- Protesi palatine ad accrescere la rigidità del palato molle.

Concludo questo paragrafo dicendoti, ma immagino ora ti sia chiaro, che il russare può avere molteplici cause. Come ovvia conseguenza, l'approccio deve essere spesso multi-specialistico.

La rinosettoplastica, infatti, arriva a correggere solo una causa, l'ostruzione nasale. Nei casi più severi potrebbero essere necessarie chirurgie ben più invasive della rinoplastica, in cui entrano in gioco gli otorinolaringoiatri e i chirurghi maxillo-facciali.

Rimane fermo il punto che le modificazioni dello stile di vita e del modo di dormire possono essere di grande ausilio. Esse sono la prima via da seguire.

RIEPILOGO DEL CAPITOLO 2:

- SEGRETO n. 1: La funzione principale del naso è la respirazione.

- SEGRETO n. 2: La debolezza della struttura cartilaginea rappresenta una delle cause di una inefficiente respirazione nasale.

- SEGRETO n. 3: L'ipertrofia dei turbinati è una delle ragioni principali che ostacolano la respirazione nasale.

- SEGRETO n. 4: L'abuso di cocaina può creare perforazioni settali e un significativo indebolimento della struttura nasale solo parzialmente correggibili chirurgicamente.

- SEGRETO n. 5: La ridotta funzionalità nasale può certamente interferire con il russare durante il sonno. Le cause sono però molteplici.

Capitolo 3:

Le possibili versioni di rinoplastica

La tipologia dei pazienti che si avvicinano alla rinoplastica è piuttosto variegata. Spinti soprattutto dall'impossibilità di nascondere quello che è un difetto non camuffabile, vista la particolare posizione del naso. È una chirurgia diffusa sia negli uomini che nelle donne e non ha un'età: spazia dai molto giovani alla mezza età arrivando, non così infrequentemente come si potrebbe pensare, alla fascia etaria intorno ai 50-60 anni.

A questo proposito è bene che tu sappia che prima del completo sviluppo, ovvero 18 anni d'età, non è consigliato eseguire alcuna chirurgia di rinoplastica. Sarebbe prematuro per le due ragioni che seguono:

- Il corpo è ancora in crescita e quindi la fisionomia nasale non è definitiva e stabilizzata;
- La decisione è in genere presa d'impeto, non si è ancora maturi per sostenere una tale scelta. Il cambio di identità è spesso notevole, oltre che definitivo. Bisogna saperlo assorbire. E un adolescente, nella maggior parte dei casi, non è ancora sufficientemente attrezzato.

Una volta presa la decisione di sottoporsi all'intervento, l'attenzione sarà ai due aspetti che seguono:

1. la scelta del chirurgo. Questo concetto vale per tutte le chirurgie ma nel caso dell'intervento di rinoplastica ancora di più, vista la difficoltà intrinseca della chirurgia in questione e vari altri aspetti che ti menzionerò tra poco. Un'ampia esperienza in materia è pertanto un requisito fondamentale.

2. Il percorso che ti porterà a definire come scegliere il naso che vorresti con la rinoplastica.

La chirurgia, come appena detto, prevede delle modifiche che permangono. Non è pensabile potere tornare alla forma originaria successivamente, se non si fosse soddisfatti del risultato raggiunto. In altre parole: non si può andare per tentativi. La decisione deve essere chiara e sicura.

Il problema principale è che talvolta i pazienti, pur volendo cambiare il proprio naso, non sanno come lo vorrebbero. Detto diversamente, lo percepiscono come "non bello" ma non sanno dire e indicare esattamente quali parti siano da migliorare. E questo potrebbe essere un problema per qualsiasi chirurgo. Invece, si potrebbe avere un grado superiore di consapevolezza qualora i pazienti fossero già in grado di suggerire dove e come cambiare il naso. Non che questo sia poi necessariamente ottenibile ma almeno si è a un livello diverso di comprensione della questione.

Il mio consiglio è di fare già a casa degli importanti step, prima di incontrare il chirurgo.

1. Bisogna definire cosa non piace del proprio naso. Dorso o solo punta? Lo si trova largo? Non è simmetrico? Ecc.
2. E cosa, al contrario, piacerebbe mantenere.
3. Cercare dei nasi che possano piacere. Magari, quello di un familiare, un conoscente o anche, perché no, quello di un personaggio famoso. Attenzione: questa ricerca serve solo ad aiutare il chirurgo a delineare il nuovo naso, per capire approssimativamente a cosa il paziente stia ambendo e aspirando. Non a copiarlo.

Sarà poi compito del professionista, dopo averti ascoltata/o, dirti se quello che stai proponendo sia qualcosa di pensabile e raggiungibile. E, se sì, in che grado.

Ciò avverrà durante la visita preliminare dopo avere esaminato attentamente il tuo naso. Prima osservandolo da vicino. E poi toccandolo per valutare tipo di pelle, la consistenza e forma delle cartilagini nonché la pervietà delle vie aeree. Solo dopo aver messo in chiaro questi aspetti "tecnici", che sono fondamentali nella pianificazione dell'intervento, si può infatti arrivare a dire cosa sia realmente fattibile.

E lo si fa cercando di individuare le caratteristiche che più ti hanno attratto fra i nasi che hai portato come riferimento. Molto utile è mostrare esempi di ex pazienti con una situazione di partenza simile alla tua al fine di aiutarti a capire che tipo di miglioramento sia prospettabile.

Il cambiamento da effettuare parte da una struttura già definita, pertanto non tutte le modifiche eventualmente pensate saranno poi realizzabili. E, soprattutto, non tutti gli eventuali cambiamenti staranno bene sul tuo viso. Un bel naso rifatto non dovrebbe mai sembrare tale.

Chiariti questi aspetti preliminari, sei ora pronta/o per addentrarti in quelli che sono i segreti della rinoplastica. Vale a dire: come pensa e cosa fa il chirurgo quando entra in "campo".

Gli approcci chirurgici

Vediamo allora cosa avviene in sala operatoria. Esistono due approcci, se non addirittura scuole di pensiero: la rinoplastica chiusa e la rinoplastica aperta. È sempre acceso il dibattito su quale delle due sia più efficace e preferibile. Metterei subito in chiaro che, in genere, non è una scelta del paziente.

È una decisione primariamente tecnica, che quindi spetta al chirurgo, il quale, certamente, tiene conto anche delle indicazioni del paziente. La scelta, tuttavia, può solo avvenire sulla base di preferenze tecniche personali unite alle esigenze del caso.

Vediamole allora più in dettaglio cercando di capirne i pro e i contro.

Rinoplastica chiusa

- Tutte le incisioni per accedere alla struttura nasale da modificare avvengono all'interno delle narici, pertanto non ci saranno cicatrici esterne.

- Per tale ragione, risulta essere leggermente meno invasiva. Per il paziente, questo significa un minor gonfiore postoperatorio a carico della punta nasale e quindi un recupero più rapido.

- Ha però un limite: il chirurgo lavora in vari momenti dell'intervento "al buio", non vedendo direttamente parte dell'area in cui opera. Inoltre, non tutte le questioni strutturali che vedrai in seguito possono essere risolte con questo approccio.

Rinoplastica aperta

- Oltre alle incisioni interne tipiche della rinoplastica chiusa, se ne esegue una piccola nella columella, ovvero la parte alla base del naso che divide le due radici. La cicatrice risultante tende comunque ad essere poco visibile, sia perché guarisce bene nella maggior parte dei casi, sia perché si trova in una posizione non direttamente visibile. Quindi non facilmente reperibile dall'osservatore.

- Un altro potenziale punto a sfavore è il fatto che il gonfiore, soprattutto a livello della punta nasale, tende ad essere più importante e quindi ad impiegare un tempo maggiore per riassorbirsi.

- Il grosso vantaggio è che quella piccola incisione aggiuntiva nella columella permette di sollevare la cute molto più ampiamente, in modo da avere un'esposizione completa delle cartilagini della punta e del dorso del naso. Questo è un vantaggio non irrilevante per l'operatore e quindi per il paziente.

- Pur essendo leggermente più invasiva, apre il campo a una gamma di possibili correzioni più ampia. Il chirurgo vede dove sta lavorando e ciò gli consente una maggiore precisione.

- C'è inoltre l'enorme vantaggio di inserire innesti di cartilagine qualora si rivelasse necessario. È molto più semplice e preciso posizionarli e fissarli con dei punti in una rinoplastica aperta rispetto alla chiusa, senza alcun dubbio.

- Infine, menzionerei anche la superiorità della tecnica aperta nel lavorare sul setto (che approfondiremo nel prossimo capitolo), essendo l'esposizione ottenibile, come detto, decisamente migliore.

Sono, questi ultimi, tre netti vantaggi a fare in modo che la rinoplastica aperta sia la mia tecnica preferita. Quella che uso nella quasi totalità dei miei pazienti. Tuttavia, in generale, più della tecnica in sé sono importanti l'abilità e l'esperienza del chirurgo. Sono raggiungibili ottimi risultati, certamente, anche con la tecnica chiusa.

La chirurgia, ancora più nel dettaglio
Le motivazioni che solitamente spingono i pazienti a desiderare un cambiamento dell'aspetto del proprio naso sono varie: si va dai difetti di conformazione di poca entità, per arrivare a inestetismi molto cospicui, siano essi naturali, causati da una precedente chirurgia mal riuscita, oppure da un trauma.

Come conseguenza, ci sono differenti gradi di invasività tra le soluzioni che si possono proporre loro. In questo capitolo ti accompagnerò alla comprensione della rinoplastica puramente estetica, che mira alla sola modificazione di una o più parti della piramide nasale, solamente nella sua struttura esterna.

Ti ricordo qua brevemente che il naso, semplificando un poco, è costituito grossolanamente da due regioni principali: la punta (includendo con essa anche le narici) e il dorso (il vertice del tetto e i suoi spioventi).

Può succedere che una sola di queste sub-unità sia vistosamente sproporzionata rispetto alle altre e quindi sia indicato correggere solo quella, magari facendo una rinoplastica solamente della punta, oppure una rinoplastica che corregga solo il dorso. Tuttavia, molto più comunemente, quando si corregge una parte che è più sproporzionata rispetto al resto, è necessario modificare anche le aree contigue, pur magari in minore entità.

Il fine ben chiaro in mente deve essere sempre quello di raggiungere la giusta proporzione tra le varie parti del naso e tra il naso nella sua totalità e il resto del viso. Per tale ragione, si esegue più frequentemente quella che è chiamata *rinoplastica completa*.

Essa è la correzione chirurgica delle varie parti che compongono la piramide nasale. Se dovessi descriverla molto brevemente in pochi punti, direi che:

- è una chirurgia primariamente estetica;
- Si interviene su vari aspetti: lunghezza, larghezza, asimmetria, proporzionando le diverse parti nasali tra loro;
- Solitamente si lavora per diminuzione, ma talvolta si può dover dare volume e sostegno ad alcune parti con innesti cartilaginei;
- Viene eseguita in anestesia generale oppure anestesia locale con sedazione;
- Ha una durata che varia in genere tra 45 e 90 minuti.

Per una migliore e più chiara comprensione dell'argomento, analizzerò le due parti, punta e dorso, separatamente. Iniziando adesso col parlarti della *rinoplastica della punta*. Come ti ricorderai dall'anatomia nasale descritta nel capitolo 1, è questa una fase chirurgica che non tocca alcuna parte ossea ma solo cartilaginea.

Immaginiamo allora che chi opera abbia già approcciato il naso col fine di modificare la struttura della punta nasale. Il che significa, in altre parole, agire sulle cartilagini alari ridimensionandole o correggendone la forma. E ciò avviene tecnicamente in tre possibili modi:

1. diminuzione dell'eventuale eccesso attraverso una loro parziale escissione in larghezza e/o lunghezza. Questo permette di ridurre il volume della punta ma anche di regolare la proiezione della stessa agendo sulle gambe di ciascuna delle due cartilagini alari, nonché di rialzarla qualora fosse necessario.

2. Rimodellamento delle stesse a creare pieghe o curvature differenti con punti interni. Essi permettono di agire sulla forma di quella che è la cartilagine rimanente dopo averne ridotto la dimensione, affinando ulteriormente la punta nel suo complesso.

3. Aggiunta di volume e sostegno con innesti cartilaginei, a fortificarne la struttura. Ci sono casi in cui sia necessario dare più struttura all'impalcatura cartilaginea. Questo accade tipicamente quando le cartilagini sono intrinsecamente deboli oppure quando sono state indebolite eccessivamente da una precedente chirurgia. Succede, ancora, nei casi in cui ci sia una pelle spessa a coprirle. Infatti, il peso eccedente di essa necessita di una struttura più solida sottostante per essere sostenuta adeguatamente.

Aggiungo che, contestualmente, pur non essendo solitamente la finalità primaria di chi vuole migliorare la punta nasale, si possono osservare anche migliorie funzionali (di respirazione), soprattutto quando la punta viene rialzata oppure resa più solida. Lo abbiamo visto parlando della funzionalità del naso nel precedente capitolo.

Finisco l'argomento "punta nasale in chirurgia" con le eventuali correzioni di narici molto aperte. Il loro restringimento avviene attraverso piccole incisioni alla base delle stesse che quindi generano delle cicatrici addizionali, pur poco visibili rispetto a quelle prima menzionate parlando degli approcci chirurgici.

Continuo, adesso, parlandoti del *dorso nasale* perché tu possa capire cosa il chirurgo mette in campo quando intende modificarlo. Il difetto che si incontra più frequentemente è indubbiamente la "gobbetta". La correzione di essa è più traumatica di quanto abbiamo visto per la punta. La ragione sta nel fatto che quando il chirurgo la elimina, è necessario poi eseguire delle fratture alla base delle ossa nasali. Questa manovra sortisce un duplice effetto:

1. Permette di chiudere lo spazio che si è creato sul vertice del dorso, una volta tolta la "gobbetta". Per farti meglio capire il concetto e riprendendo la similitudine che abbiamo usato precedentemente, paragona il dorso nasale a un tetto dal quale è stato tolto il vertice. Un tetto aperto in cima, dunque. Immagina, allora, che i due spioventi senza più vertice vengano avvicinati uno all'altro fino a creare un nuovo vertice, più basso questa volta. Questo è quello che avviene quando si eseguono le fratture delle ossa nasali.

2. Il secondo effetto è quello di produrre un restringimento della base ossea nasale, nella maggior parte dei casi necessario per proporzionare la base del dorso alla sua nuova altezza, che è ridotta dopo aver tolto la gobbetta.

Le fratture delle ossa nasali sono la causa del gonfiore e dei lividi intorno agli occhi i quali non sono invece presenti quando si effettua solamente la rinoplastica della punta. Una modalità innovativa e introdotta più recentemente per ridurre il dorso nasale è quella proposta e descritta con la rinoplastica preservatrice.

Essa è una tecnica potenzialmente meno traumatica e che dovrebbe permettere un più rapido recupero al paziente. In breve, essa consiste nell'abbassare il dorso agendo alle basi delle ossa nasali ma lasciando intatto il vertice. Lo vedremo con più dettaglio nel capitolo 5.

La terza finalità per cui si interviene chirurgicamente sul dorso nasale, a differenza delle altre due, non è "riduttiva" ma di "aumento". Questa situazione si incontra ben più raramente. Ti ricorderai, quando abbiamo parlato delle etnie, che i nasi delle popolazioni africane oppure asiatiche, hanno tipicamente un dorso piuttosto "scavato". Ovviamente ci possono essere casi simili anche nelle altre etnie, benché più raramente. Un dorso può essere poi eccessivamente basso per gli effetti di chirurgie precedenti, troppo aggressive, oppure in caso traumi più o meno ripetuti. Esempio classico: gli sport da combattimento.

Una sfida chirurgica particolare: la punta del naso a "patata"

Ci sono situazioni in cui il desiderio di correzione espresso è molto specifico. In questo paragrafo ti voglio parlare di una situazione che incontro nemmeno poi così di rado. Vale a dire quando ricevo la richiesta di apportare un miglioramento alla forma di un naso che, nel parlare comune, viene definito "a patata". Tale appellativo fa riferimento al tubero in questione del quale tutto si può dire tutto tranne che abbia una forma ben definita. Questa dicitura è principalmente da ricollegarsi alla forma della punta del naso. Solitamente, infatti, è la forma di questa che prevale nella visione generale del naso e che genera tale denominazione.

Pertanto, quando si parla di un naso a patata, metaforicamente si vuole dire un naso dalla punta rotondeggiante e senza definizione. Esso è, oltretutto, grande in modo sproporzionato rispetto al dorso.

Ma entriamo più nel dettaglio per capire cosa appare agli occhi del chirurgo estetico quando esegue un intervento di rinoplastica per un "naso a patata".

Classificherei la questione anatomica sulla base della valutazione di due aspetti:
1. Caratteristica della pelle: è un naso molto frequentemente dotato di pelle spessa e che tende, quindi, ad attenuare i tratti del naso proposti dalla struttura cartilaginea sottostante.
2. Dimensione delle cartilagini della punta nasale: anche la loro dimensione in relazione al volume complessivo è determinante.

Si può fare una rinoplastica per correggere un "naso a patata" in cui la pelle spessa sia fattore dominante, o quando sia la cartilagine alare a determinarne la forma in modo prevalente. Oppure ancora, quando si avessero forme intermedie tra l'uno e l'altro.

Determinare quale dei sopracitati aspetti (spessore della pelle e dimensione delle cartilagini) sia predominante in questi casi è il fulcro della visita preliminare o preoperatoria. La potenzialità di correzione è infatti totalmente diversa. Il paziente deve essere reso edotto dettagliatamente prima che scelga cosa fare. È importante perché ne va del creare o meno la giusta aspettativa preoperatoria e, di conseguenza, della soddisfazione dopo l'intervento.

All'atto pratico, il più alto grado di miglioramento si ha quando è la componente cartilaginea a prevalere e determinare la forma. Decresce invece sensibilmente quando la pelle è molto spessa e la cartilagine poco rappresentata. La differenza di risultato può essere davvero notevole tra i due estremi.

In caso di pelle spessa, la rinoplastica aperta permette più "manovrabilità" rispetto alla chiusa. Infatti, rende possibile eseguire un affinamento dello spessore della pelle della punta nasale più preciso e controllato. Manovra questa che, comunque, può essere svolta solo con molta moderazione onde evitare una pericolosa riduzione della perfusione cutanea. Inoltre, come hai già imparato, tale tipo di pelle abbisogna di innesti cartilaginei per acquisire più definizione nella forma e sostenerne meglio la pesantezza. Tali innesti sono posizionabili molto più facilmente e precisamente con una rinoplastica aperta.

RIEPILOGO DEL CAPITOLO 3:

- SEGRETO n. 1: La rinoplastica chiusa prevede solo incisioni interne alle narici.

- SEGRETO n. 2: La rinoplastica aperta necessita anche di una piccola incisione esterna permettendo, però, una migliore esposizione della struttura nasale.

- SEGRETO n. 3: La punta nasale può essere migliorata agendo sulla sua forma, dimensione e proiezione.

- SEGRETO n. 4: Il dorso nasale viene più frequentemente modificato riducendo la protrusione dell'eventuale "gobbetta" e restringendone la base. Questo comporta delle fratture delle ossa nasali.

- SEGRETO n. 5: Il naso "a patata" rappresenta spesso una sfida notevole per il chirurgo. È importante definirne bene la composizione anatomica in modo che sia chiaro al paziente il possibile risultato.

Capitolo 4:

Quando il naso è deviato

In questo capitolo aumentiamo il grado di difficoltà che incontra il chirurgo quando deve apportare delle modifiche alla forma e dimensione del naso attraverso la rinoplastica. Ti parlerò, infatti, di come si approccia comunemente un naso quando ci appare deviato. Con questo termine, si intende un naso la cui immaginaria linea del dorso che va dalla radice alla punta non scende diritta verticalmente.

A essere deviato è il setto nasale principalmente. Il quale, a sua volta, tende a causare una asimmetrica formazione delle altre componenti della struttura di supporto nasale, sia ossee che cartilaginee. Prima di addentrarci nell'argomento, però, ti faccio un breve richiamo a quello che è il setto nasale, di cui abbiamo già parlato nel primo capitolo a proposito dell'anatomia.

Esso è la membrana che divide internamente il naso in due cavità. È costituito da:
- cartilagine quadrangolare, approssimativamente nella metà inferiore del naso; essa è posizionata in una canaletta ossea chiamata cresta mascellare.

- Tale cartilagine si continua superiormente in una lamina ossea alla cui formazione partecipano due ossa nasali: l'etmoide e il vomere.
- Tale struttura osteo-cartilaginea è ricoperta nei suoi due lati dalla mucosa nasale.

La funzione del setto è duplice:

1. La prima è di supporto alla piramide nasale. Una sua debolezza strutturale più o meno indotta (chirurgia, trauma, uso prolungato di cocaina) potrebbe infatti causarne il collasso.
2. La seconda è che partecipa a un corretto flusso aereo nasale durante la respirazione.

La deviazione del setto nelle sue varie gradazioni di severità è piuttosto comune nella popolazione. Quando non crea problemi respiratori oppure non causa ovvie alterazioni della forma nasale, ci si convive senza problema, il più delle volte senza venirne mai nemmeno a conoscenza.

Il setto può essere intrinsecamente deviato seguendo una sua normale formazione e sviluppo. Detto diversamente, può essere così per natura. Altre volte, può diventare tale a seguito di eventi traumatici nemmeno così eccessivi, accaduti, magari, durante la fanciullezza ma palesati, con il loro effetto, solamente durante l'adolescenza, quando si è completato lo sviluppo del naso. Altre volte, invece, sono traumi più importanti in età adulta a causarne la deviazione, spesso a seguito di una frattura settale.

Perché tu possa capire meglio l'argomento, potremmo considerare cinque diverse tipologie di deviazione nasale per come ci appaiono osservando esternamente il naso.

1. Deviazione prevalentemente ossea, in cui si osserva una deviazione della piramide nasale principalmente localizzata nella parte superiore dove, appunto, la struttura portante è ossea. Questa deviazione la osserviamo quindi guardando il naso frontalmente ma non dal basso. A tale livello, infatti, la parte finale del setto appare cadere verticalmente al centro del naso tra le due narici, le quali ci appaiono quindi abbastanza simmetriche.

2. Deviazione principalmente a carico del setto cartilagineo. In questo caso è la parte superiore ad apparire in asse. Mentre nella metà inferiore, quella cartilaginea, notiamo che la linea dorsale non scende più verticalmente ma pare spostata verso uno dei lati del naso. Guardando il naso dal basso, notiamo anche che la parte inferiore del setto protrude verso una delle due narici, la forma delle quali può essere, questa volta, anche visibilmente asimmetrica.

3. Un altro caso è quello in cui la deviazione coinvolge sia la

parte ossea che quella cartilaginea. Quindi, la combinazione delle prime due situazioni mostrate. Cosa peraltro abbastanza comune.

4. C'è poi il gruppo di deviazioni in cui il naso appare dritto a una visione frontale, tuttavia, il setto internamente è deviato. Lo si evince ispezionandolo internamente oppure guardandolo dal basso. In genere lo si vede protrudere in una delle due narici.

5. Considererei, infine, una particolare situazione anatomica che si incontra quando il naso ci appare deviato pur non essendolo rispetto al viso. Detto in modo diverso: rispetto al volto è centrato, seguendone il suo asse centrale, ma è la struttura ossea del viso a essere asimmetrica. Talvolta per una asimmetrica conformazione della mandibola, cosa del resto non rara, altre delle ossa del massiccio centrale del viso. In pratica, in un viso che sia abbastanza simmetrico, se tracciamo una linea verticale nella sua parte centrale, questa dovrebbe toccare il punto centrale della radice del naso, della punta nasale, delle labbra e del mento. È ovvio che in questi casi l'eventuale correzione (sempre che sia consigliata) sarebbe ben più complicata poiché non si tratterebbe solo e semplicemente di raddrizzare il naso.

Un altro modo per classificare la deviazione nasale e quindi il conseguente intervento di rinosettoplastica necessario per correggerla, è quello di stabilire il problema che essa causa al paziente. Ecco allora che la deviazione del naso può essere:

- puramente estetica;
- funzionale;
- estetica e funzionale.

Nel primo caso il paziente non lamenta alcun disturbo della respirazione ma vuole correggere il fatto che il naso appaia deviato. Nel secondo caso, invece, il *primum movens* è un disturbo della respirazione contestualmente a una deviazione del setto. La quale potrebbe essere associata, a sua volta e abbastanza comunemente, anche ad un aspetto estetico (terzo caso), ma non necessariamente, come abbiamo visto. Tale deviazione settale, infatti, potrebbe non apparire esternamente, sviluppandosi solo internamente.

Esiste poi un'altra classificazione più tecnica che è stata ben descritta dal noto chirurgo americano Bahman Guyuron. In essa si tiene conto delle curvature che può assumere il setto. Egli descrive delle curvature a forma di *C* e di *S* e le loro varie combinazioni a seconda che queste deformazioni siano percepibili andando dall'alto verso il basso oppure dal davanti verso il dietro.

Guyuron arriva a proporre sette possibili scenari di deviazione del setto cartilagineo. È una classificazione piuttosto tecnica, quindi penso non valga la pena dilungarsi oltre la semplice menzione, in questo nostro contesto.

Struttura del naso deviato

Stabilito cosa vuole dire avere un naso deviato in relazione alla conformazione del setto, mi soffermo brevemente su quella che è la restante struttura portante del naso. Infatti, quando esso non è in asse durante lo sviluppo, causa spesso una conformazione asimmetrica anche delle altre componenti strutturali.

- Per quel che riguarda la punta, abbiamo visto che la sua forma osservandola dal basso tende a essere alterata in quasi tutti casi in cui è presente una deviazione del setto cartilagineo. Essa, quindi, non appare come un triangolo idealmente equilatero, oppure, al limite, isoscele (se la punta fosse iperproiettata), ma come un triangolo scaleno, in cui il lato della punta opposto a dove c'è la deviazione è più lungo. Detto più semplicemente, se la punta è deviata verso destra, per esempio, la parete laterale della narice sinistra è più lunga. Ciò vuol dire che la cartilagine alare sinistra (la sua gamba laterale) è più lunga di quella destra. Di questo bisognerà tenere conto durante la chirurgia di correzione.
- Un discorso simile potrebbe essere applicabile alla dimensione delle cartilagini triangolari quando si dovrà correggere il dorso.

- Lo stesso varrà per la parte ossea, qualora questa fosse coinvolta nella deviazione.

In sala operatoria

La rinosettoplastica è l'unione della rinoplastica con la settoplastica. Come ormai hai ben capito, mira a risolve problemi sia estetici che funzionali. Alle modifiche viste nel precedente capitolo per la rinoplastica, si aggiunge la possibilità di:

- correggere la deviazione nasale, la quale può essere congenita oppure post traumatica;
- ridurre i turbinati, come vedremo in dettaglio tra poco;
- innestare cartilagini a fortificare la struttura nasale col fine di migliorare la respirazione.

Se invece l'esigenza di modificare il naso nascesse puramente da un problema funzionale, allora il paziente verrebbe indirizzato più opportunamente a un collega otorinolaringoiatra. In questo caso, infatti, l'eventuale sola settoplastica risponderebbe a un'esigenza diversa rispetto alla rinosettoplastica. Si proporrebbe di migliorare primariamente la funzionalità del naso, non essendo la miglioria estetica la priorità e quindi perseguita specificatamente dal chirurgo.

Veniamo ora alle diverse tecniche utilizzate nella rinosettoplastica per la correzione di un naso deviato cominciando dall'accesso chirurgico che è lo stesso di quello visto per la rinoplastica ed ha gli stessi pro e contro. Avremo, quindi, una rinosettoplastica aperta e una chiusa.

Anche in questo caso, la mia preferenza è per l'approccio aperto che apporta una piccola cicatrice aggiuntiva nella columella, ma ha i considerevoli vantaggi di una migliore esposizione, ancora più importanti nel caso della rinosettoplastica, vista la maggiore necessità di usare innesti di cartilagine.

Per quanto riguarda la chirurgia vera e propria, sarà importante definire il tipo di deviazione nasale. Se infatti ci trovassimo nella situazione di avere una deviazione principalmente ossea (per esempio, da trauma diretto) e quindi alta, senza alcun disturbo respiratorio, potrebbe essere anche solo sufficiente una rinoplastica in cui venissero eseguite appositamente le fratture ossee tali da riallineare quella porzione di naso.

Nella maggior parte dei casi, tuttavia, la deviazione nasale presenta anche una deviazione del setto cartilagineo, accompagnato abbastanza frequentemente da una qualche alterazione della funzionalità respiratoria.

A questo punto, bisogna accertarsi che la correzione chirurgica tenga in considerazione i quattro punti in cui il flusso aereo può subire un'aumentata resistenza. Li abbiamo visti nel capitolo 2 parlando nella funzionalità nasale. Di questi tratto poi i turbinati a parte, nel paragrafo successivo.

- La valvola esterna, come già detto più volte, è rappresentata dal contorno delle narici e quindi dalle cartilagini alari che ne costituiscono la struttura portante. È fondamentale che esse abbiano consistenza sufficiente ad evitare il loro collasso durante l'inspirazione. Come prima cosa, il chirurgo deve cercare simmetrizzarle, nei limiti del possibile. Abbiamo infatti visto come il nuovo sviluppo avvenga in modo spesso asimmetrico quando il setto nasale è deviato. Fatto questo, è spesso necessario aumentarne il supporto e la consistenza attraverso innesti collocati dietro la columella e a rinforzo della porzione laterale della cartilagine alare.

- La valvola interna (angolo formato tra la cartilagine triangolare e quella quadrangolare del setto) è resa più efficiente, come prima cosa, facendo attenzione nella rimozione della gobbetta. Ciò viene fatto principalmente rispettando la mucosa sottostante che non deve essere lesionata. Non bisogna poi essere troppo aggressivi nella rimozione dell'eccesso delle cartilagini triangolari, rimuovendone più del dovuto. Altro momento importante è l'uso di innesti di cartilagini che funzionino da supporto al setto cartilagineo dando più solidità alla valvola esterna. Tali innesti sono chiamati, con un termine inglese, *spreader grafts* per la loro funzione di allargare, creare più spazio.

- Per quel che concerne il setto, il lavoro del chirurgo dipende da qual è il problema. Il discorso da fare qua può essere molto ampio e andremmo piuttosto fuori dagli scopi di questo libro. Ti basti sapere che le manovre per rimetterlo in asse possono consistere in rimozione di porzioni di setto, punti interni, indebolimento di alcune sue parti con incisioni non a tutto spessore, uso di innesti cartilaginei. I più comuni dei quali, sono gli *spreader grafts* appena menzionati. Altra cosa importante da dire è che il setto, a volte, ha deviazioni strutturali così importanti che il completo suo raddrizzamento interno non è raggiungibile al 100%. La finalità che si propone il chirurgo è che il naso nel suo insieme appaia più dritto possibile e sia poi funzionante.

Rinosettoplastica e turbinati (o cornetti)
Abbiamo visto nel primo capitolo che i turbinati sono delle protrusioni della mucosa all'interno delle cavità nasale. Ce ne sono tre per ogni lato. Quelli più importanti per gli scopi di questo libro sono i turbinati inferiori. Essi hanno tre funzioni principali, in relazione all'aria inspirata:

1. Riscaldamento e umidificazione;

2. Purificazione grazie alle ciglia presenti sulla mucosa;
3. Regolamentazione del flusso aereo durante l'inspirazione attraverso la resistenza ad esso. Quest'ultima può essere più o meno importante ed è variabile durante il giorno seguendo le fasi dei cicli nasali, come abbiamo visto.

Quando siamo in presenza di un setto nasale deviato si crea una asimmetria di volumi all'interno delle due cavità nasali. Sarà minore il volume della cavità nasale verso cui il setto è deviato poiché parte di tale spazio è occupato dal setto stesso. Nel lato opposto, invece, si assiste molto spesso ad una ipertrofia di compensazione del turbinato che ha a disposizione più spazio per crescere. Si capisce allora perché, quando si fa la settoplastica, riportando il setto in asse è poi necessario ridurre il turbinato ipertrofico nella maggior parte dei casi.

L'ipertrofia dei turbinati può però anche avvenire in caso di setto non deviato. La chirurgia per correggere l'ipertrofia dei turbinati, quando ci troviamo di fronte a un paziente con difficoltà respiratorie nasali, può avvenire con vari gradi di aggressività chirurgica.

- Turbinectomia totale. Vuole dire una rimozione completa del turbinato. È un approccio molto aggressivo nel quale si perdono completamente le sue funzioni che abbiamo appena visto. Può inoltre causare una percezione di difficoltà respiratoria per il troppo spazio a disposizione al flusso aereo e quindi una troppo ridotta resistenza a esso. Per queste ragioni una tecnica che si utilizza ormai molto raramente.

- Turbinectomia parziale. Come sopra, ma in versione più ridotta. Siccome molta mucosa viene in ogni caso rimossa c'è una compromissione delle funzionalità il turbinato. Anche se non nella stessa entità della sua rimozione totale.

- Rimozione sottomucosa di parte dell'osso che costituisce l'anima del turbinato. Il vantaggio è che la mucosa e le sue funzioni vengono mantenute.

- Retrazione della mucosa tramite fonte di calore quale può essere la radiofrequenza, il laser oppure la cauterizzazione con elettrobisturi. La funzione della mucosa viene pertanto mantenuta.

- Frattura dell'anima ossea del turbinato. Anche in questo caso, il turbinato continua a funzionare.

La scelta di quale tecnica chirurgica usare dipende ovviamente dal singolo chirurgo. La cosa importante è che si mantenga l'importante funzione della mucosa del turbinato.

Rinosettoplastica etnica

Prima di concludere questo capitolo faccio un breve cenno a quella che è la rinosettoplastica etnica. Come ti ricorderai, questa chirurgia risulta decisamente più complessa a causa di un derma più spesso, conformazione e consistenza delle strutture osteo-cartilaginee diverse da quelle dei pazienti di origine caucasica. In questo secondo caso, infatti, la struttura portante ha un ruolo predominante nel determinare la forma nasale essendo più consistente, più rappresentata. Ed essendo, in genere, la copertura cutanea meno spessa.

La deviazione settale nelle popolazioni diverse dalle caucasiche tende a rappresentare meno frequentemente un problema. Penso in particolare ai popoli africani o asiatici. Ti ricorderai che, in essi il dorso nasale tende a essere meno proiettato. Infatti, il setto ha una struttura più fragile, è più piccolo e pertanto determina molto meno la forma nasale.

Detto questo, anche in queste popolazioni, ovviamente valgono gli stessi principi quando si deve ottimizzare non solo la forma ma anche la funzionalità. La differenza è che gli innesti di cartilagine necessari a questo scopo non possono essere presi, o solo minimamente, da ciò che si rimuove dalla struttura cartilaginea nasale.

Ci si dovrà quindi affidare alle cartilagini del padiglione

auricolare oppure, molto meglio e nella maggioranza dei casi, a quelle costali capaci di fornire innesti cartilaginei in abbondanza e di ottima consistenza. Ciò di cui questi pazienti hanno bisogno.

RIEPILOGO DEL CAPITOLO 4:

- SEGRETO n. 1: La deviazione nasale può essere principalmente ossea, cartilaginea oppure, più frequentemente, tale da coinvolgere entrambe le componenti.

- SEGRETO n. 2: Una deviazione del setto non comporta necessariamente un disturbo funzionale.

- SEGRETO n. 3: Un naso deviato presenta tipicamente una asimmetria delle sue componenti cartilaginee e ossee.

- SEGRETO n. 4: L'uso di innesti di cartilagine è richiesto molto più frequentemente nel caso di migliorie della funzionalità nasale.

- SEGRETO n. 5: Nel trattare i turbinati ipertrofici è importante mantenere il più possibile la mucosa che li costituisce.

Capitolo 5:

Rinoplastica secondaria

Ciò che di gran lunga rende la rinoplastica così diversa dalle altre chirurgie estetiche è il fatto che il risultato sia subito visibile a tutti. Non è infatti possibile nascondere il naso. Si possono in qualche modo coprire gli occhi, buona parte del viso, le orecchie, il collo e tante altre regioni del corpo ancora più nascondibili. Ma il naso no.

È quindi bene fare sin da subito la scelta migliore, sia del chirurgo a cui affidarsi, sia della forma desiderata. Quanto appena detto può essere definito come difficoltà estrinseca dell'intervento di rinoplastica.

A rendere le cose ancora più complicate subentra quella che definirei invece la difficoltà intrinseca:

- Si lavora su parti anatomiche di piccole dimensioni;
- Il margine di errore è pertanto molto contenuto;
- È una delle due vie di entrata (ed uscita) del flusso aereo che abbiamo, questa funzionalità deve quindi essere preservata il più possibile. E ciò rappresenta talvolta un limite alle possibili modificazioni attuabili;
- L'assestamento del naso è lungo e caratterizzato da vari fattori

non sempre controllabili, come vedrai tra poco.

La revisione, o "ritocco", è quella chirurgia che viene svolta per aggiustare qualche difetto di assestamento della chirurgia originaria. Per tale ragione è chiamata chirurgia secondaria. Tuttavia, a volte, il problema va oltre un assestamento che non è avvenuto esattamente come si sperava. Infatti, può esserci stata una pianificazione dell'intervento iniziale non eccelsa. Oppure errori tecnici nell'eseguire quanto stabilito in fase preliminare.

È importante che sia chiaro al paziente che quello che il chirurgo può e deve fare, è controllare ciò che avviene sul tavolo operatorio. L'assestamento post chirurgia è purtroppo solo in minima parte governabile poiché segue leggi e tempi propri.

Non avviene per tutti allo stesso modo. Può succedere quindi che anche l'intervento chirurgico al naso più preciso tecnicamente dia poi un risultato subottimale dopo alcuni mesi.

Guardando la letteratura medica al riguardo, la percentuale di chirurgia di revisione si aggira intorno al 5-15% (tra poco te ne spiego meglio le ragioni). E ciò considerando le statistiche e pubblicazioni dei migliori chirurghi che eseguono questo intervento a livello mondiale. Va da sé che tale percentuale possa aumentare, anche in modo significativo, se chi opera non ha una consistente esperienza in materia.

È poi importante capire molto bene che qualsiasi revisione debba essere fatta a completo assestamento del naso e quindi mai prima di almeno 12 mesi dalla precedente chirurgia. Benché comprensibile, è molto deleterio e controproducente da parte del paziente continuare a insistere perché l'intervento correttivo venga svolto prima di questo termine e, da parte del chirurgo, accettare di rioperare sotto l'insistenza del paziente non soddisfatto.

Questo per due ragioni principali:

1. Operare in quelle condizioni, infatti, vorrebbe dire tentare di apportare delle modificazioni su qualcosa che è ancora in fase di assestamento. L'esito sarebbe inevitabilmente ancora meno controllabile, come penso ti sia facile capire.

2. I tessuti da poco operati sono caratterizzati dalla formazione di un tessuto fibroso, leggi anche tessuti cicatriziali interni, ancora molto duri e spessi. Pertanto, ciò che è già molto difficile, vale a dire operare un naso già toccato dal bisturi, risulta essere per il chirurgo ancora più difficile e indaginoso. Una sorta di scommessa, se non gioco d'azzardo, insomma.

Il "ritocco", a dispetto del nome che evoca una qualche manovra di aggiustamento di lieve entità rispetto a quello che è stato già eseguito, è molto frequentemente una chirurgia dal grado tecnico di difficoltà ben più elevato. Infatti, anche dopo un adeguato assestamento, un naso già operato è meno plasmabile e le eventuali modificazioni apportate sono ancora meno controllabili nel tempo rispetto alla chirurgia primaria. Per questa ragione, idealmente e nei limiti del possibile, sarebbe auspicabile che sia il chirurgo originario a eseguire la revisione della rinoplastica. Egli sa meglio cosa è stato fatto precedentemente; come e fino a che grado sono state modificate le strutture portanti del naso.

Forze che agiscono sul naso dopo una chirurgia
Uno dei punti che, talvolta, si sente sostenere nel discutere e parlare comune è che, siccome si sta pagando un servizio, oltretutto in modo certamente non irrilevante, si vuole anche che il risultato sia perfetto e che non ci siano problemi. Non si tiene conto del fatto che in medicina e chirurgia non si ha mai la certezza assoluta di un risultato. Per quello che sono le nostre conoscenze attuali, siamo ancora a un livello di scienza piuttosto imperfetta, ben lontana dall'essere controllabile in ogni suo aspetto.

Quindi, il discorso da fare dovrebbe essere ben diverso. Si paga per rivolgersi al chirurgo che abbia abilità ed esperienza tali da poter ridurre al minimo la possibilità che complicanze o risultati subottimali avvengano. E, se dovessero avvenire, che siano di portata limitata. La certezza che essi non accadano non si potrà mai avere molto semplicemente perché ciò non è possibile allo stato attuale delle conoscenze, tecniche e materiali usati.

Tornando alla rinoplastica, all'inizio di questo capitolo, ti ho parlato della sua difficoltà intrinseca ed estrinseca. Uno dei fattori più importanti da catalogare all'interno delle difficoltà intrinseche, è la modalità di assestamento del naso che, ormai lo hai ben capito, non ci è permesso di controllare completamente.

I fattori che possono influire sulla forma del naso dopo una rinoplastica sono vari e poco governabili:

- Fibrosi post-chirurgica. Con questo termine si intende principalmente il tessuto cicatriziale che si forma internamente dopo un evento traumatico. Esso ha la caratteristica di cambiare nel tempo ammorbidendosi, riducendosi di volume e retraendosi. Queste sue forze interne di retrazione vanno ad agire anche e inevitabilmente sulle strutture anatomiche adiacenti al tessuto fibroso-cicatriziale, generando, alcune volte, delle loro distorsioni. Altre volte invece no. La cosa però non è completamente controllabile e avviene lentamente nei mesi e primi anni post-intervento. È questa la ragione principale per cui il chirurgo insiste sempre sul fatto di essere pazienti dopo una rinoplastica. Si dice spesso di attendere almeno il primo anno prima di considerare il risultato quasi definitivo. In realtà dei lenti cambiamenti continuano anche nei 3-4 anni successivi, pur in minore entità.

- Il peso della pelle (lo abbiamo già ampiamente visto nei precedenti capitoli) è un altro fattore importante che il chirurgo ben conosce. Agisce in due modi diversi sulla forma del naso.

    1. Grava sulle strutture portanti, in particolare quelle meno resistenti, vale a dire le cartilagini. E siccome la pelle è generalmente più spessa sulla punta nasale (la quale ha struttura solamente cartilaginea) che sul dorso, è in questa regione nasale che il peso di essa esplica maggiormente il proprio effetto. Ecco perché il rinforzo tramite l'uso di innesti cartilaginei può diventare talvolta determinante.

    2. Una pelle spessa, e quindi anche pesante, in generale ha minor capacità di retrazione. Di questo il chirurgo deve tener conto quando va a ridurre la struttura portante onde evitare che la eventuale quota cutanea eccedente rimasta, non retraendosi adeguatamente al nuovo volume creato chirurgicamente, venga poi "riempita" da abbondante tessuto fibroso cicatriziale a deformare la forma esterna in modo ancora più imprevedibile.

- Forze di trazione dovute alla inspirazione. Sono le forze

generate dalla pressione negativa dell'inspirazione. Esse agiscono tendendo a deformare le narici e le parti laterali del naso durante ogni atto respiratorio. Se le cartilagini di cui sono costituite fossero state eccessivamente indebolite dalla chirurgia oppure fossero intrinsecamente deboli, durante l'atto operatorio, potrebbero subire, alla lunga, l'azione continua della respirazione. La quale potrebbe arrivare a generare anche delle deformazioni permanenti, in particolare quando un lato fosse più debole dell'altro.

- I tessuti molli che stanno attorno alle strutture portanti del naso possono conservare in sé una memoria che potrebbe farli tendere verso la forma originaria, come a opporsi alla nuova forma della struttura cartilaginea ottenuta con la chirurgia. Anche in questo caso, è quindi importante che tale struttura abbia una buona consistenza in modo da non essere influenzata dalla memoria dei tessuti molli.

- Tra questi tessuti molli sono da considerare anche i muscoli che contornano il naso i quali agiscono continuamente, contraendosi, sulla struttura portante modificata.

- Invecchiamento dei tessuti del naso che riduce la loro capacità di restrarsi a una nuova forma. Vale, questo discorso, per coloro che si sottopongono alla rinoplastica una volta passati i 45-50 anni. Lo vedremo meglio in un paragrafo apposito del settimo capitolo.

Rinoplastica conservativa, strutturata e preservatrice
Certamente anche il chirurgo potrebbe avere un ruolo nel determinare la necessità di una rinoplastica secondaria. Non si può pensare in tutti i casi a un assestamento non andato secondo le previsioni. Questo succede, come ti dicevo, quando si pianifica la chirurgia in modo scorretto oppure quando l'esecuzione tecnica fosse stata subottimale.

A tal proposito potrei dirti che, storicamente, la rinoplastica, negli anni 60-90, era eseguita più aggressivamente rispetto a quello che si vede oggi. Era una chirurgia più "demolitrice"; le riduzioni di volume e forma erano più ovvie. Negli anni si è capito come questo approccio fosse però errato, poiché portava più facilmente a deformità nasali che poi richiedevano una rinoplastica secondaria nel tentativo di porvi rimedio.

Vale quasi sempre nella vita, ma ancor più in chirurgia, il principio secondo cui è decisamente meglio sbagliare per difetto che per eccesso. Detto con altre parole, è molto più semplice correggere gli esiti di una chirurgia che non ha portato al risultato voluto poiché eseguita con eccessiva "cautela" rispetto a una in cui il chirurgo fosse stato, forse, un po' troppo "aggressivo".

Sono andate sviluppandosi, negli ultimi trent'anni, tecniche chirurgiche che avessero un approccio più conservativo. Intendendo, con questo, il modificare il naso assicurandosi di terminare l'intervento in modo da avere una nuova struttura portante caratterizzata da:

- una certa solidità e integrità delle cartilagini. Infatti, si mira sempre di più a una loro rimozione conservativa, spesso riutilizzando la parte tolta a fortificare quella rimanente.

- Si agisce tenendo a mente l'idea di rispettare le varie formazioni legamentose esistenti tra varie strutture. In particolare, quelle tra le cartilagini alari nonché quelle esistenti tra queste e le cartilagini triangolari. Andando a ricostituirle con dei punti interni, qualora fossero danneggiate dalla tecnica chirurgica.

- Una caratteristica fondamentale di un approccio conservativo è poi il rispettare in modo particolare anche della mucosa che riveste internamente le cartilagini e le ossa. Essa non dovrebbe essere lesionata (o solo minimamente) e coinvolta nelle modifiche strutturali. Fondamentale, questo, per evitare esiti cicatriziali interni che possano causare un ostacolo al normale funzionamento nasale.

- L'uso di apparecchiature quali il laser, durante la dissezione e separazione dei tessuti, è un modo proposto da alcuni per ridurre la formazione di tessuto fibroso postoperatorio.

In questa idea "conservativa" di approcciarsi al problema sarebbe da includere quella che è definita "rinoplastica strutturata". Pur essendo, talvolta, un tipo di chirurgia piuttosto aggressiva. Intendo con essa, un intervento nel quale il chirurgo miri a ricreare una struttura portante più forte tramite l'ausilio di innesti di cartilagine. Abbiamo infatti appena visto quanto importante sia assicurarsi che ciò che rimane al termine dell'intervento sia solido a sufficienza per contrastare le forze a cui è sottoposto il naso durante il periodo di assestamento e anche negli anni a seguire.

Nei casi di chirurgia primaria, l'uso di innesti cartilaginei si attua più specificatamente in caso di:
- Strutture intrinsecamente deboli, nonostante una chirurgia conservativa;
- Nasi con una pelle spessa;
- Deviazioni nasali;
- Problemi respiratori.

Quando si deve affrontare una chirurgia secondaria è invece molto più comune eseguire una rinoplastica strutturata. In particolare, quando la precedente chirurgia fosse stata eseguita in modo piuttosto aggressivo tale da indebolire significativamente la struttura portante.

Gli innesti di cartilagine sono tipicamente presi da:

1. Ciò che viene rimosso quando si riduce la struttura nasale cartilaginea;

2. Setto cartilagineo che è da preferirsi, qualora fosse disponibile;

3. Padiglione auricolare: è una cartilagine che presenta molte curvature, utile, quindi, solo per alcuni tipi di innesti della punta nasale ed è comunque di seconda scelta rispetto alla cartilagine settale;

4. Si usa invece la cartilagine costale come fonte di innesti quando ne fosse necessaria una gran quantità per le correzioni da eseguire e le altre fonti non fossero sufficienti o adeguate. Per esempio, a seguito di una chirurgia precedente troppo demolitrice, oppure per correggere le forme di un naso etnico, più comunemente africano o asiatico. Tuttavia, è una modalità per procurarsi degli innesti cartilaginee ben più rischiosa che necessita di una pianificazione in strutture ospedaliere idonee.

La "Rinoplastica preservatrice" rappresenta invece un nuovo concetto quando parliamo di tecniche nella chirurgia estetica del naso. È un modo differente di porsi davanti al problema. Esso mira a preservare il più possibile la struttura portante del naso, limitando il periodo di assestamento postoperatorio.

L'idea è affascinante ed è stata portata avanti da alcuni chirurghi negli ultimi anni.

Consiste, solitamente, nell' eseguire una rinoplastica chiusa, quindi senza cicatrici esterne. Nell'essere molto conservativi nel modificare la struttura cartilaginea, preservando completamente o quasi, non solo le cartilagini, ma anche i legamenti che le tengono assieme.

Tuttavia, non è tanto questo ad attrarre l'attenzione. L'aspetto più innovativo è un altro. Ed è il modo di ridurre il dorso. Nelle tecniche tradizionali, come abbiamo visto, si riduce il punto più alto del dorso per poi richiuderlo con le fratture nasali. Questo, però, espone il paziente a un rischio più elevato di irregolarità del dorso nasale. Oltre che più gonfiore e più tempo di assestamento.

Nel caso della rinoplastica preservatrice il dorso viene abbassato riducendo le ossa alla base. In pratica, per capirci meglio, è come se gli spioventi del tetto, che rappresentano le pareti laterali del naso, venissero accorciati togliendone una porzione alla loro base senza toccare il vertice del tetto. Quindi, senza rischio di irregolarità sul dorso nasale, essendo questo lasciato intatto.

Il punto a sfavore sembra essere una maggiore aggressività

interna. Infatti, per abbassare il dorso non bisogna solo ridurre le due ossa laterali alla loro base ma anche il setto centralmente e internamente, altrimenti la struttura non si abbassa. Quindi, in ogni caso, deve sempre essere eseguita una rinosettoplastica. Pertanto, potremmo definirla una tecnica meno aggressiva esternamente ma di più internamente. Richiede poi un tempo chirurgico solitamente maggiore per essere eseguita.

Un altro punto da considerare è che non è applicabile a tutti i nasi, come invece le tecniche più tradizionali. Infatti, non sembra essere ideale per ridurre "gobbette" importanti, per esempio, oppure nasi molto deviati. Siccome è solo da pochi anni che si utilizza questo approccio chirurgico, ci sarà bisogno di numeri statistici più solidi per confermare o meno la bontà di tale tecnica.

Rinoplastica secondaria: le 10 ragioni
Come ultimo paragrafo di questo capitolo, ti espongo quali sono le situazioni più tipiche per le quali sia necessario eseguire un re-intervento. Inizierei prendendo in esame la punta.

1. La punta non è stata alzata a sufficienza, oppure lo era appena finito l'intervento, ma si è abbassata troppo nei mesi successivi. La correzione consiste nel tornare in sala operatoria

nei tempi più opportuni per rialzarla. A seconda del problema, potrebbe essere necessario agire sulle porzioni laterali delle cartilagini alari, sulla parte più bassa del setto, oppure usando innesti cartilaginee per apportare un rinforzo strutturale.

2. Più raramente, ci si lamenta perché la punta sia stata alzata troppo. La correzione, in questo caso, può essere ben più difficoltosa. Torniamo al discorso già fatto che è meglio sbagliare per difetto che per eccesso. L'uso di innesti cartilaginei è quasi obbligatorio in questi casi.

3. Le narici sono asimmetriche. Questo tipo di asimmetria è piuttosto comune in natura e non sempre correggibile in modo completo. È bene che il paziente capisca questo concetto prima di sottoporsi all'intervento. È spesso correlato a una deviazione settale non corretta dal primo intervento oppure non corretta a sufficienza. Altre volte l'asimmetria è solamente a carico dei tessuti molli che formano la narice. In questi casi la correzione è ancora più impegnativa e, nella maggior parte dei casi, solo parziale.

4. Rimanendo sulla punta, ci sono poi le situazioni in cui la narice collassa eccessivamente durante l'atto inspiratorio impedendo o rendendo molto difficile il passaggio dell'aria. Siamo nel classico caso di difficoltà respiratoria dovuto a una valvola esterna non competente. Si cade in questa situazione quando la cartilagine alare della punta fosse intrinsecamente debole e non

fosse stata rinforzata durante la chirurgia tramite l'uso di innesti cartilaginei. Oppure anche quando tale cartilagine fosse stata indebolita eccessivamente dalla chirurgia stessa. Un tipico esempio di questo scenario si ha quando il chirurgo interrompe la continuità della cartilagine alare al fine di aumentare la definizione della punta richiesta con insistenza dal/dalla paziente, a ottenere un aspetto di essa quasi "pinzato". Questa manovra viene eseguita ormai sempre meno e, tipicamente, solo durante una rinoplastica chiusa. Essa va nettamente contro i principi di un intervento conservativo della struttura nasale che ti ho esposto nel precedente paragrafo.

5. Passando al dorso, un intervento di revisione può rendersi necessario quando vi siano delle irregolarità invisibili. Se fossero percepibili solamente al tatto ma non evidenti all'osservazione, verrebbero invece considerate normali, essendo anche piuttosto comuni.

6. Il dorso può essere anche corretto quando il gibbo o gobbetta è stato rimosso non adeguatamente. E quindi sia ancora parzialmente presente.

7. Il caso opposto è invece quando il gibbo sia stato "scavato" troppo. Come nella punta, anche in questo caso di "errore in eccesso", la correzione è ben più impegnativa.

8. Altre volte, il dorso è stato ridotto adeguatamente ma potrebbe apparire, nella visione frontale del naso, quella che è definita una *deformità a V invertita*. Quello che si nota è un'ombra avente questa forma, più o meno nella metà del dorso nasale, a separare la componente ossea da quella cartilaginea. Potrebbe essere dovuta a delle fratture ossee mal eseguite, a un eccessivo indebolimento delle cartilagini triangolari oppure a entrambi questi due aspetti. L'uso di innesti cartilaginei è d'obbligo in questi casi. Oltre a eseguire di nuovo le fratture nasali.

9. Altro caso abbastanza tipico di revisione è una rinosettoplastica che non fosse riuscita nell'intento di raddrizzare in modo efficace (che non vuol dire "perfetto") un naso deviato. Mi riferisco a quei casi in cui la deviazione sia ancora molto evidente e non solamente appena accennata (cosa invece che sarebbe da considerare anche normale).

10. Infine, menzionerei la persistente difficoltà respiratoria alla quale la rinosettoplastica non fosse riuscita a porre rimedio o, addirittura, un insorto problema funzionale non presente prima della rinoplastica originaria.

RIEPILOGO DEL CAPITOLO 5:

- SEGRETO n. 1: L'assestamento del naso dopo una chirurgia è solo in minima parte controllabile dal chirurgo: segue leggi e tempi propri.

- SEGRETO n. 2: Tra le forze più difficili da controllare nel periodo di assestamento postoperatorio c'è sicuramente la formazione di un tessuto cicatriziale sottocutaneo che chiamiamo "fibrosi".

- SEGRETO n. 3: La Rinoplastica secondaria raramente può prescindere dall'uso di innesti cartilaginei al fine di modificare e rinforzare la struttura nasale. Chiamiamo questo tipo di intervento anche *Rinoplastica strutturata*.

- SEGRETO n. 4: La *Rinoplastica preservatrice* è la proposta di un nuovo modo di approcciare il naso, che tenti di ridurre le situazioni da cui potrebbe scaturire la necessità di una rinoplastica secondaria.

- SEGRETO n. 5: Quando si deve rioperare un naso è certamente più agevole per il chirurgo, e le prospettive di miglioramento sarebbero ben superiori, se la rinoplastica non fosse stata eseguita precedentemente in modo troppo aggressivo.

Capitolo 6:

Il Rinofiller

Sebbene siano molte le persone che non si piacciono col proprio naso, non poche hanno paura di "finire sotto i ferri". Le ragioni sono varie:

- Per la semplice paura di sottoporsi a un intervento, anche comprensibile;
- Per l'aspetto economico;
- Per la convinzione di doversi sottoporre a una chirurgia dolorosa e dalla lunga degenza in ospedale;
- Oppure, altro mito da sfatare, per l'uso dei "dolorosissimi" tamponi, dei quali ti parlo più specificamente più avanti, nel capitolo 7.

Il rinofiller, o rinoplastica non chirurgica, o, ancora, rinoplastica liquida è sicuramente il trattamento di medicina estetica attorno al quale si sta creando la curiosità più viva. Vediamo perché.

Il clamore attorno al rinofiller è dovuto al fatto che con una seduta ambulatoriale di 15 minuti si può realizzare il sogno di cambiare il profilo del proprio naso e quindi del viso. Capacità, questa, che da sempre è stata assegnata tradizionalmente all'intervento chirurgico vero e proprio. Vale a dire la rinoplastica. Coi tempi di recupero che a essa sono conseguenti. La potenza del trattamento sta proprio in questo.

Chiaramente, la rinoplastica ha un range di applicazioni molto più ampio, oltre a offrire dei risultati permanenti. La rinoplastica non chirurgica è invece adatta a un numero più limitato di situazioni. Deve poi essere ripetuto annualmente perché il risultato venga mantenuto nel tempo.

Le 4 applicazioni della rinoplastica non chirurgica
Il rinofiller viene fatto per modificare principalmente il profilo del naso. Pertanto, si vedranno differenze nella visione laterale. In particolare, ci permette di apportare delle modificazioni significative nelle seguenti quattro situazioni:

1. "gobbetta" o dorso del naso. Sostanzialmente, si appiana questa sporgenza mettendo del filler prima e dopo di essa a rendere rettilineo il contorno.

2. Punta che può essere alzata oppure, se non troppo grande e con pelle abbastanza sottile, modificata.

3. Si mostra risolutivo anche per coloro che abbiano il naso col dorso eccessivamente basso o "infossato".

4. Chi ha un naso irregolare che può essere uniformato e regolarizzato aggiungendo del volume nelle aree disuguali. Questa indicazione è più tipica nel caso di nasi post traumatici o post-chirurgici.

Detto questo, essendo un procedimento additivo, poiché aggiunge dei volumi, la sua indicazione è principalmente per nasi di dimensione totale media o piccola. Il trattamento è puramente ambulatoriale. L'impegno richiesto è pertanto minimo.

- Viene eseguito in 10-15 minuti;
- L'eventuale dolore è solitamente contenuto, comunque sopportabile. Si può sentire pungere nella zona in cui viene inserito l'ago per l'infiltrazione. Per chi volesse, leggermente attenuabile con applicazione di crema anestetica 15-20 minuti prima del trattamento;
- Il ritorno alle proprie attività è pressoché immediato;
- Sono possibili gonfiori localizzati e, a volte, qualche livido, come qualsiasi altro tipo di filler;
- Se fatto con riempitivo della consistenza appropriata ha una durata di 10-12 mesi, a volte anche di più;
- È sicuramente una tecnica alla portata di tutti avendo un costo realmente accessibile, molto lontano dai prezzi della chirurgia;
- Nella giornata in cui viene fatto si consiglia di astenersi da attività fisica intensa principalmente per non accentuare il gonfiore post iniezione;

Le 6 possibili limitazioni del Rinofiller

La cosa di gran lunga più importante è non fissarsi a priori su questo trattamento escludendo la rinoplastica. Poiché, magari, hai visto un risultato ben riuscito online o di un'amica/o, per esempio. O perché forse non puoi o vuoi sottoporti all'intervento. La rinoplastica non chirurgica è un sostituto tutt'altro che perfetto della rinoplastica vera e propria. In altre parole, le indicazioni dell'una non sono sempre sovrapponibili a quelle dell'altra.

A seguire trovi sei tipici scenari in cui la sua efficacia è molto contenuta o nulla, se non addirittura peggiorativa.

1. Una limitazione importante è il volume e sporgenza del dorso. Se la gobbetta fosse molto sporgente con una curvatura piuttosto accentuata, anche in un naso medio o piccolo, la correzione potrebbe non essere completa. Detto in altri termini, rimarrebbe una gobbetta ma meno evidente e dalla curvatura più dolce.

2. Una delle possibili correzioni alla punta è il suo rialzamento. Questo non è di facile esecuzione qualora la punta fosse molto bassa.

3. Se, oltre ad avere una punta bassa si ha la pelle spessa, risulterà ancora più complesso. Pertanto, anche in questo caso, il

miglioramento sarebbe molto limitato. Te ne parlo più in dettaglio tra poco.

4. Non può fare granchè quando si vuole migliorare la funzionalità.

5. Non è efficace nel correggere un naso deviato o veramente in modo molto limitato.

6. Non può rimpicciolirlo. È infatti un trattamento estetico puramente additivo, come già detto. Non ideale per nasi grandi in partenza, insomma. In questo si differenzia dall'intervento di rinoplastica che invece tende a essere, più comunemente, un procedimento riduttivo. Che quindi toglie complessivamente dei volumi, oltre a ridistribuirli diversamente. Tuttavia, benché più raramente, pure la rinoplastica può essere additiva: si possono aggiungere anche dei volumi grazie all'uso di innesti di cartilagine collocati appositamente, come abbiamo già visto in precedenza.

Quale riempitivo?
Il filler usato per modificare il naso è l'acido ialuronico.

Dovrebbe essere sempre e solo questo per tre importanti caratteristiche:

1. È quello con la più alta capacità volumizzante, grazie alla sua caratteristica di attrarre acqua.

2. È l'unico filler che possa essere fatto riassorbire in poche ore tramite l'utilizzo di una sorta di antidoto: la ialuronidasi. Un enzima capace di metabolizzare l'acido ialuronico. Per nessun altro filler esiste questa possibilità. E quindi, in quei casi, non dovesse piacere il risultato o se la correzione fosse stata inadeguata, è necessario poi aspettarne il riassorbimento. Questo, inoltre, è fondamentale per chi decidesse di sottoporsi a rinoplastica avendo già fatto il rinofiller pochi mesi prima. Prima dell'intervento bisogna farlo riassorbire con la ialuronidasi in modo da tornare rapidamente alla forma originaria del naso prima della chirurgia.

3. Se la molecola è l'acido ialuronico, la sua formulazione è altresì importante. Deve essere strutturato molecolarmente in modo da essere più solido e resistente. Questo discorso vale per ogni volta in cui si voglia modificare la forma del viso iniettando il filler in aree strategiche quali zigomi, contorno mandibolare e mento, per fare degli altri esempi. Al momento della scrittura di questo libro, la mia personale preferenza è per *Voluma* di Allergan. Ma ne esistono pure di altre marche con

simili caratteristiche.

Detto questo, è importante che faccia tua una regola fondamentale: è assolutamente sconsigliato usare del prodotto iniettabile permanente sul naso. Nessun medico saggio te lo proporrebbe comunque. Oltre alle complicazioni associate a esso (granulomi, ascessi, dislocamento, infezioni, visibilità), inficerebbe in modo importante l'esecuzione di una rinoplastica successivamente. I riempitivi permanenti non dovrebbero mai essere usati, in realtà. Nel caso del naso ancora meno.

Rinofiller e punta cadente

Uno degli inestetismi del naso, che lo allontanano da quella che sarebbe una forma vicina all'ideale, è la punta cadente o bassa. Come abbiamo visto nel primo capitolo e lo rivedremo ancora più in dettaglio tra poco, nell'uomo la punta è normalmente più bassa. Quando l'angolo tra il labbro e il naso diventa più stretto rispetto a quelle che sono considerate le corrette ampiezze, iniziamo a considerare la punta come cadente.

Inoltre, in una tale situazione, aumenta la distanza tra la punta stessa e la radice del naso, intesa approssimativamente come la zona tra le due sopracciglia. In altre parole, il naso appare più lungo. Alzare la punta del naso significa infatti anche accorciare la lunghezza del suo dorso.

Il rinofiller per correggere una punta cadente viene applicato in due aree precise:

- Alla base della columella, che, come hai più volte visto, è quella striscia di cute che separa le due narici dove poggiano i piedi delle due cartilagini alari (o della punta nasale). Iniettando il filler in quella posizione, si incrementa il loro supporto e si apre l'angolo tra il labbro e il naso che ti ho menzionato precedentemente.

- Sulla punta stessa, appena prima dell'inizio del dorso, a generare quello che gli anglosassoni chiamano il *supratip break*, che è quell'area di separazione tra la punta ed il dorso. Ciò permette di avere una punta che appaia non solo più definita ma anche più alta.

Così facendo il rinofiller permette di correggere anche un naso che sembri lungo. L'uso del filler con questa finalità è tanto più efficace quanto piccola e leggera è la punta.

Rinofiller e punta grossa
Nel modificare non chirurgicamente la punta nasale c'è da considerare un altro aspetto importante che è lo spessore della pelle. Esso potrebbe rappresentare un fattore limitante. Infatti,

quando la pelle è spessa, di solito il naso non ha una buona definizione poiché essa va a smussare le forme della struttura osteocartilaginea sottostante. Cambiare la morfologia di un naso con pelle spessa è impresa notevolmente più ardua, come sa bene chi si cimenta nella rinoplastica. Abbiamo già affrontato diffusamente questo concetto, del resto.

Le cose non cambiano molto anche nel caso della rinoplastica non chirurgica. Vorrei però entrare un poco più nel dettaglio e analizzare insieme a te il caso in cui dovessi trovarmi di fronte a una richiesta di correggere una punta del naso grossa col rinofiller. Sono due le situazioni possibili, tenendo fermo il fatto che il naso, nel suo complesso, non sia molto voluminoso. Infatti, se lo fosse, sarebbe controindicato il rinofiller, ormai penso sia chiaro.

1. Il primo caso è quello della punta del naso grossa dovuta a una pelle spessa. Ebbene, non sarebbe per nulla facile ottenere una buona una definizione iniettando il filler nell'area del *supratip break,* come appena visto nel paragrafo precedente. Infatti, avremmo bisogno di molto prodotto perché un qualche effetto sia visibile e ciò potrebbe generare un volume complessivo troppo imponente, peggiorando addirittura il quadro generale. L'unica cosa che si può realmente valutare in questa categoria è il rialzamento della punta iniettando il filler alla base della columella. Anche se, pure questo, sarebbe meno efficace per

via del peso della punta.

2. Rinofiller in una punta del naso grossa per via di cartilagini ben sviluppate ma con pelle di spessore moderato e volume complessivo del naso contenuto. In una situazione del genere, tra le due la migliore, col rinofiller si può valutare anche un certo rimodellamento della punta e non solo il suo rialzamento.

Concludo questo capitolo con un cenno alla tecnica esecutiva. Il punto di iniezione e la sua profondità sono importanti per evitare problemi quali necrosi di pelle oppure l'iniettare il filler direttamente in qualche vaso sanguigno.

Sono eventi, questi, rarissimi, ma quando accadono creano complicazioni di importante rilevanza. È quindi consigliabile affidarsi a chi l'anatomia del naso la conosce veramente bene, per lavorarci sopra quotidianamente o quasi. Inutile dire che questa figura è rappresentata dal chirurgo che esegue la rinoplastica con continuità. Sia esso un chirurgo plastico, un otorinolaringoiatra o un chirurgo maxillo-facciale.

RIEPILOGO DEL CAPITOLO 6:

- SEGRETO n. 1: La rinoplastica non chirurgica permette il cambiamento del contorno nasale sia del dorso che della punta. Qualora sussistano le giuste indicazioni.

- SEGRETO n. 2: La controindicazione principale al Rinofiller è un naso che sia troppo grande come dimensione generale, indipendentemente dalla forma.

- SEGRETO n. 3: Il riempitivo usato deve essere riassorbibile. I più comuni sono quelli composti da acido ialuronico. È invece altamente sconsigliato usare riempitivi permanenti.

- SEGRETO n. 4: È possibile alzare la punta del naso con l'acido ialuronico. È altresì importante, però, che essa non sia troppo pesante o eccessivamente bassa.

- SEGRETO n. 5: Modificare una punta del naso grossa con il Rinofiller ha una prospettiva di buon risultato solamente se la pelle è sottile.

Capitolo 7:
Curiosità e domande frequenti

Il "Post-operatorio"

Per ottimizzare il risultato della rinoplastica, è fondamentale non solo sottoporsi all'intervento. Ma anche prestare molta attenzione e cura a quello che è il periodo post rinoplastica. Cosa fare e non in questo periodo sarà di estrema importanza.

Cosa NON fare nel periodo post rinoplastica: prime 24 ore

In generale, sono da evitare quelle situazioni che potrebbero aumentare l'afflusso di sangue alla parte alta del viso, aumentando il gonfiore e i lividi successivamente.

- Non abbassare la testa o stare in posizioni tali per cui la testa debba trovarsi al livello del torace o più in basso.

- Non dormire in posizione orizzontale ma con la parte superiore del corpo elevata. Idealmente si dovrebbe stare quasi semiseduti.

- Non dormire su un lato. Questo genererebbe un gonfiore molto più accentuato nel lato di appoggio.

- Evitare di alterare il proprio umore. Arrabbiarsi in questa fase non è consigliabile perché causerebbe un aumento inevitabile della pressione sanguigna, la quale potrebbe essere, anche in questo caso, causa di sanguinamenti e aumentato gonfiore.

- Starnutire solo attraverso il naso. Farlo, se necessario, aprendo la bocca in modo da ridurre la pressione che altrimenti sarebbe concentrata solo nel naso. Ciò potrebbe causare sanguinamenti, oltre che creare uno stress importante alla struttura nasale modificata con la chirurgia e non ancora stabilizzata e assestata dal processo di cicatrizzazione interno. Pensa, per esempio, alle ossa fratturate ma che ovviamente non sono ancora saldate tra loro.

- Qualsiasi attività fisica intensa.

Cosa invece si può fare nelle prime 24 ore del periodo post rinoplastica

Cercare di riattivarsi da subito facendo attività che però siano di impegno fisico trascurabile. Quali:

- leggere;
- guardare la televisione;
- attività col computer o cellulare;
- è ammesso, per chi lo volesse, uscire di casa e prendere una boccata d'aria;
- alzarsi e camminare comunque in casa con una certa regolarità

ma senza sforzarsi.

Cosa NON fare nella prima settimana

Trascorse le prime 24 ore post rinoplastica, sarà il momento in cui vedrai l'aspetto peggiore del viso dopo l'intervento in termini di gonfiore e lividi periorbitari. Nulla di cui essere preoccupati poiché è assolutamente normale e fisiologico, soprattutto se si sono eseguite le fratture delle ossa nasali. Non è associato ad alcun dolore particolare. Inoltre da questo momento andrà solo a migliorare. (Sii positiva/o...)

Vediamo allora cosa non fare in questa settimana:

- Continuare a prestare attenzione se si dovesse starnutire e seguire quanto detto per le prime 24 ore.
- Per la stessa ragione, si sconsiglia di soffiare il naso. Ci si può semplicemente asciugare le narici, se necessario.
- Evitare di assumere posizioni in cui la testa sia bassa, come spiegato, per le prime 24 ore.
- Evitare di mettersi le dita nel naso nel tentativo di rimuovere delle croste o coaguli di sangue. Questo è sconsigliato per una triplice ragione: potresti causare dei sanguinamenti, togliere dei punti interni inavvertitamente lesionando la mucosa e riaprire le ferite chirurgiche interne.

Cosa poter fare nel periodo post rinoplastica durante la prima settimana

In questa prima settimana è permesso e consigliato aumentare le attività e, progressivamente, la loro durata. In particolare:

- Passeggiate anche più lunghe ma sempre con passo lento, avendo l'accortezza di proteggere il viso dall'esposizione solare tramite cappelli ed occhiali da sole da applicare sopra la placchetta rigida che ricopre il naso. Buona norma anche mettere del protettore solare nelle aree coi lividi, anche su quelle coperte dagli occhiali.

- Si possono incrementare le attività esposte nel precedente paragrafo.

- Chi può svolgere un lavoro da casa al computer, può senz'altro continuare a farlo con orari giornalieri progressivamente crescenti.

- Lavaggi giornalieri di entrambe le narici con una soluzione salina (o fisiologica).

Cosa NON fare nella seconda settimana.

- Lavori fisicamente impegnativi.

- Qualsiasi sport. Sono ammesse solo camminate che possono anche essere più lunghe ma sempre con passo lento.

- Mettersi le dita nel naso a rimuovere le croste ancora presenti, per le ragioni di cui sopra.

Cosa si può fare nella seconda settimana

Alla fine della prima settimana verranno rimossi i punti ed i lividi. Saranno applicati poi dei cerottini sul dorso del naso da tenere per altri 5-7 giorni. Ci saranno ancora i lividi periorbitari che impiegano circa due settimane a riassorbirsi.

- In questa settimana, potrai riprendere un lavoro d'ufficio, se farti vedere con dei cerottini ed un residuo di lividi non rappresentasse un problema. Lo stesso vale per un lavoro moderatamente fisico.
- Puoi iniziare a dormire in una posizione più orizzontale ed anche girarti parzialmente di lato evitando però di appoggiare il naso sul cuscino.

Cosa NON devi fare nel periodo post rinoplastica fino al primo mese.

È importante seguire le indicazioni e sapere cosa non fare durante il primo mese post rinoplastica. Sarebbe un peccato rischiare di compromettere qualcosa a questo punto.

- È da prestare attenzione alle attività lavorative molto impegnative fisicamente che implichino il sollevamento di grossi pesi. Consiglio di riprenderle dopo 3-4 settimane.
- Bisogna fare attenzione all'intensità nello sport: quindi evitarlo quando esso implichi sedute di allenamento molto impegnative.
- Indossare occhiali, soprattutto se con montatura pesante, senza

proteggere il dorso del naso con uno spessore quale potrebbe essere un cerotto. Oppure una garzina attaccata temporaneamente alla montatura.

Cosa poter fare fino al primo mese post rinoplastica.

La guarigione ormai è ben avviata. In questa fase si ritorna progressivamente alla normalità. In particolare:

- Si riprende il proprio impiego per la maggior parte dei lavori;
- Può essere utile, benché non obbligatorio, massaggiare giornalmente il naso;
- Si può riprendere un'attività fisica più "strutturata" purché la frequenza cardiaca non salga eccessivamente. L'idea è di non essere mai in affanno. Quindi: camminate con passo più sostenuto, uscite in bicicletta ad andatura moderata, palestra con carichi leggeri. Il tutto col solo fine di "riattivare i muscoli".

Cosa NON devi fare nel periodo post rinoplastica: i primi tre mesi.

Come detto, si può realmente fare tutto o quasi. Aggiungerei infatti una piccola limitazione a quelle che sono le attività fisiche intense. Pertanto eviterei in questa fase quegli sport in cui lo stretto contatto fisico possa portare con alta probabilità a importanti traumi facciali. Sicuramente sport di combattimento oppure rugby. Farei anche molta attenzione a calcio, basket o simili sport di squadra. Un trauma nasale in questa fase porterebbe a una più facile nuova frattura delle ossa nasali.

Cosa poter fare nel periodo post rinoplastica: i primi tre mesi.

Dopo il primo mese ormai si è tornati nella normalità. Quindi sostanzialmente è permesso quasi tutto.

- Lo sport, anche intenso, può essere ripreso con carichi progressivi dopo le prime 4 settimane.
- Puoi pure continuare con i massaggi al naso, una-due volte al giorno nei primi mesi nel tentativo di aiutare l'ammorbidirsi del processo fibrotico sottocutaneo, in particolare della punta nasale.

La rinoplastica è un intervento che realmente può cambiarti la vita. I benefici in termini di come ti relazioni con il prossimo sono indubbi. Una maggiore sicurezza e autostima sono infatti tra gli aspetti più descritti dai pazienti dopo l'intervento.

Per ottenere il risultato migliore possibile, il grosso del lavoro sta giustamente sulle spalle del chirurgo. Tuttavia, come abbiamo visto, gli accorgimenti dopo l'intervento, vale a dire cosa poter fare e cosa non fare nelle ore, giorni e prime settimane post rinoplastica sono altresì importanti per ottimizzare il risultato.

Tamponi e Rinoplastica

Eccoci al mito dei miti che da sempre accompagna la rinoplastica. Cerchiamo di capirne un poco di più, iniziando col comprendere a cosa servano.

Quando usati in un intervento di rinoplastica, la loro funzione è quella di:

- favorire l'accollamento delle mucose alle strutture portanti (ossa e cartilagini), riducendone il gonfiore e aiutandone l'assestamento.
- Fermare un sanguinamento o impedire che questo avvenga nel postoperatorio.
- Impedire che le mucose interne traumatizzate guariscano in modo errato creando delle non volute adesioni tra loro, chiamate sinechie. Ciò può avvenire quando sono presenti lesioni delle mucose post chirurgia, peraltro abbastanza normali (se moderate) nel caso di una rinosettoplastica e turbinoplastica.

Esse appaiono più tipicamente come delle connessioni a ponte tra i turbinati traumatizzati e il setto. Altre volte, invece, si formano a livello della valvola interna. La respirazione è spesso compromessa a seguito di questo. Per tale ragione è fondamentale seguire i principi di una chirurgia conservativa esposti nel capitolo 5, che miri a non lesionare la mucosa interna nel caso di una rinoplastica.

È comunque quasi inevitabile lesionarla parzialmente, come dicevo, durante una rinosettoplastica. Il tampone funge da separatore impedendo che le mucose lesionate si tocchino e guariscano accollandosi.

Per tale ragione, in rinoplastica, i tamponi oggi sono giustamente ancora molto usati, per lo più, nella chirurgia funzionale. Un po' meno in quella estetica. Se fosse stata realizzata una rinoplastica aperta, questi potrebbero essere ancor meno necessari in quanto quest'ultima dovrebbe essere più rispettosa della mucosa interna rispetto alla rinoplastica chiusa.

I tipi di tamponi più usati oggi in rinoplastica sono:

1. "Merocel": ovvero una sorta di spugna che si gonfia una volta inserita nelle due narici, permettendo una buona compressione interna. Tende ad aderire alle mucose, pertanto la sua estrazione è spesso piuttosto dolorosa. Ne esistono però dei modelli con superfici anche antiaderenti, che riducono notevolmente il dolore all'estrazione.

2. Garze impregnate con sostanze oleose (tipicamente la vaselina) che impediscono l'aderenza del tampone alle mucose rendendo più agevole e non dolorosa la loro rimozione.

3. Splint di materiale siliconico a ricoprire il setto nei due lati. Non è, in realtà, un vero tampone nel senso più stretto del termine. Ne esistono anche versioni con una sorta di tubicino integrato tale da permettere la respirazione nasale. Sono tenuti per circa una settimana e la loro rimozione causa solo un leggero fastidio.

Valide varianti dei tamponi sono, nel caso di una settoplastica in cui non siano stati trattati i turbinati, le suture interne con punti riassorbibili. Permettono una buona adesione della mucosa al setto senza richiedere la compressione esterna del tampone. Da aggiungere, come già detto, che un passo avanti è stato fatto nelle tecniche di esecuzione della chirurgia al naso. Esse sono caratterizzate oggi da un minor trauma nel procedere con le fratture ossee nonché da una minore aggressività nel lesionare le mucose interne.

Si può dire che l'incubo dei tamponi, o meglio dello stamponamento, sia legato principalmente a due fattori, come già accennato sopra:

1. durata della permanenza del tampone in sito;
2. tipo di tampone.

Infatti, ormai ti sarà chiaro, perché lo stamponamento possa essere indolore, è necessario che non si crei un'adesione tra le mucose interne al naso e il tampone stesso.

- Quindi, come prima cosa, il tampone ideale dovrebbe essere di materiale che renda difficoltosa qualsiasi aderenza. La mia preferenza, al momento, è per le garze impregnate con soluzioni oleose.

- Se però queste venissero lasciate in loco per tanto tempo, tenderebbero a seccare e perdere la loro peculiarità di evitare le adesioni. La rimozione del tampone entro 24 ore risulta essere fortemente consigliata perché l'estrazione non sia dolorosa.

Inoltre, nel caso di una rinoplastica semplice oppure di una rinoplastica solamente della punta del naso, i tamponi non sono strettamente necessari e, anzi, si possono tranquillamente evitare. In questi contesti limito il loro utilizzo solo a quando noto nel paziente una forte tendenza a sanguinare durante l'intervento di rinoplastica. Normalmente, comunque, si tratta di una minoranza dei casi. Pertanto è una decisione che tendo a prendere in modo conclusivo solamente in sala operatoria.

Uso invece con più frequenza il tampone quando eseguo una rinosettoplastica funzionale, non tanto per la settoplastica in sé (per la quale sarebbero anche evitabili usando i punti menzionati poc'anzi, che sempre applico, peraltro), ma perché spesso si lavora anche sui turbinati i quali tendono più facilmente a sanguinare e a rilasciare secrezioni. Sempre, però, per non più di 24 ore.

In conclusione, eviterei certamente di vedere i tamponi come un problema o un impedimento nella chirurgia estetica del naso.

Possibili esiti e complicanze della rinoplastica
A seguire potrai conoscere quelli che sono i comuni esiti e possibili complicanze di una rinoplastica. Inizierò con quello che può succedere nell'immediato periodo postoperatorio, già nella prima giornata.

Sanguinamento. Come per ogni chirurgia, anche dopo la rinoplastica è possibile trovarsi di fronte un sanguinamento. In realtà in questo intervento è abbastanza frequente perché le incisioni interne vengono solo parzialmente suturate. C'è solamente da prestare attenzione a eventuali sanguinamenti continui e profusi. In quel caso è buona norma avvisare il chirurgo.

Occlusione. Avere la sensazione di un naso chiuso dopo una rinoplastica è esperienza abbastanza comune. Ciò può essere dovuto a un gonfiore delle mucose internamente, oppure a grumi di sangue coagulato che ostruiscono il passaggio dell'aria. È ovviamente più comune tanto più aggressiva è stata la chirurgia internamente (es. chirurgia funzionale).

Lividi. Rappresentano la normalità quando sono eseguite le fratture delle ossa nasali. Variano molto da paziente a paziente. A volte sono molto evidenti, altre volte solo minimamente. Tendono a risolversi spontaneamente nel corso di circa due settimane, a volte tre nei casi in cui sono più spiccati. Molto occasionalmente può rimanere una sorta di alone scuro sotto gli occhi che impiega mesi a risolversi. È fondamentale non esporre i lividi al sole nelle prime settimane poiché questo potrebbe esserne una delle cause. Tali aloni, se non si risolvessero spontaneamente, potrebbero richiedere un trattamento laser.

Infezioni. Non sono comuni dopo una rinoplastica. Tuttavia è importante tenere l'attenzione alta poiché, se si verificassero, potrebbero essere difficili da eradicare e compromettere il risultato finale, soprattutto se si sono usati innesti di cartilagine. Per tale ragione è fondamentale una profilassi antibiotica nella prima settimana. Le infezioni che sopraggiungessero settimane, o addirittura mesi, dopo l'intervento devono essere affrontate il più prontamente possibile con una terapia antibiotica aggressiva e prolungata.

Mancata sensibilità. Una ridotta sensibilità cutanea, soprattutto nella punta nasale, è quasi la normalità. Tende a risolversi nel corso di settimane o mesi.

Reazioni allergiche o ipersensibilità ai cerotti. Succede raramente che i cerotti usati alla fine dell'intervento (steri strips), possano causare reazioni allergiche cutanee a volte anche rilevanti e capaci di lasciare delle piccole cicatrici. È quindi importante sapere prima se ci siano allergie o reazioni cutanee che si scatenano con l'uso di cerotti.

Gonfiore naso e viso. È assolutamente normale avere un gonfiore nasale e del viso dopo la rinoplastica. Per quel che concerne il viso, esso tende a risolversi dopo una, due settimane. Il gonfiore nasale invece, inizialmente morbido, tende a indurirsi e ispessire la pelle, risolvendosi poi lentamente e progressivamente durante i 12-18 mesi successivi all'intervento. Tale fenomeno è più ovvio e impiega più tempo a esaurirsi quando sia una pelle spessa.

Irregolarità del contorno. Sono possibili e percepibili sia sulla punta che sul dorso. Quando fossero solamente palpabili, ma non visibili, vengono considerate la normalità. Se fossero invece chiaramente visibili, potrebbero richiedere un intervento correttivo. Tendono a essere più presenti nei nasi con pelle sottile. A volte sono a carico del contorno osseo, altre volte di quello cartilagineo. La retrazione fibrosa di cui abbiamo parlato nel capitolo 5 può anche esserne una delle cause. Come anche un intervento eseguito in modo sub-ottimale.

Asimmetrie. Sono abbastanza comuni. Possono riguardare la forma del naso, in particolare quando siamo in presenza di un setto deviato. Spesso riguardano la forma e la dimensione delle narici. Avere narici asimmetriche, cosa peraltro piuttosto comune, può essere dovuto a una asimmetria delle cartilagini della punta, a una deviazione del setto, a una loro diversa attaccatura sul viso. Talvolta non sono correggibili completamente. Quindi, continuare ad avere ancora una qualche asimmetria di minore entità dopo la rinoplastica, è cosa che si riscontra non raramente quando si parte da asimmetrie evidenti.

Persistenza della deviazione. Come abbiamo visto nel quarto capitolo, la deviazione nasale può essere complessa. Raddrizzare il setto, e con esso la struttura nasale, non è sempre sufficiente. Quindi, delle deviazioni nasali residue non sono rare. Se la deviazione, tuttavia, non fosse stata per nulla corretta dalla chirurgia, o minimamente, è spesso necessario re-intervenire.

Pollybeak. Con questo termine ci si riferisce a quel rigonfiamento che si forma appena sopra la punta del naso, nella parte iniziale del dorso. Che è chiamata *supratip*. Questo può essere dovuto a una riduzione del dorso cartilagineo non ottimale oppure a un fibrotico ispessimento della pelle a questo livello. Nel primo caso, bisogna intervenire di nuovo per correggere il difetto. Nel secondo caso potrebbero essere sufficienti delle iniezioni seriali di corticosteroidi.

Alterazione dell'olfatto. Può succedere dopo una rinoplastica. A volte si ha anche la sensazione di sentire odori sgradevoli come di qualcosa che è andato a male. Odori che non sono percepiti da altri. È un fenomeno che tende ad attenuarsi nel corso delle settimane e mesi successivi all'intervento.

Cicatrici. Sono un argomento possibile prevalentemente nel caso della rinoplastica aperta, nella quale viene lasciata una cicatrice nella columella che comunque tende ad assestarsi, nella maggior parte dei casi, senza alcun problema. Ci sono delle cicatrici esterne, e quindi potenzialmente visibili, pure quando si riduce l'apertura delle narici qualora fossero troppo larghe. Cosa che può succedere sia nella rinoplastica aperta che chiusa. Anche in questo caso sono solitamente irrilevanti.

Dolore. Non è tipicamente un problema dopo la rinoplastica. È questo, infatti, un intervento dove si usano molto poco gli antidolorifici.

Differenze tra uomo e donna nella rinoplastica

Considerando la popolazione maschile e femminile insieme, la rinoplastica, nel 2019 negli Stati Uniti, si è posizionata al quarto posto tra le varie chirurgie estetiche. Analizzando invece solo la popolazione maschile, essa ha occupato il primo posto.

In questo paragrafo la mia intenzione è quella di spiegarti quali siano le differenze tra una rinoplastica eseguita nell'uomo rispetto alla donna. Per capirle è importante iniziare a vedere quali siano i tratti nasali che contraddistinguono i due sessi. In generale le differenze principali sono racchiuse nelle tre categorie che seguono:

- Dimensione. Il naso della donna è, in media, proporzionalmente più piccolo di quello dell'uomo. Con questo intendendosi il volume generale del naso, quanto esso proietti fuori dal contorno del viso in una visione laterale. E quanto largo è l'attaccamento del naso stesso sul viso osservandolo frontalmente.

- La forma è un altro aspetto che ne caratterizza la diversità. Un naso maschile tende ad avere più frequentemente delle gobbette molto prominenti oltre che la punta cosiddetta "bulbosa" (rotondeggiante).

- Lo spessore della pelle del naso tende ad essere diverso nel naso maschile. Come lo è in tutto il resto del viso e del corpo, del resto. La pelle dell'uomo è più spessa. E questo ha delle implicazioni importanti sia nella pianificazione dell'intervento chirurgico che nell'assestamento postoperatorio, come abbiamo visto a più riprese nei vari capitoli del libro.

Inizierei col definire meglio in che proporzioni è eseguito questo intervento nei due sessi. Come intuibile, vi si sottopongono più facilmente le donne, rappresentando circa il 65% dei casi. Il 35% comunque è una quota sostanziosa per gli uomini, considerando la presenza maschile nella chirurgia estetica in generale. Lo conferma il fatto che l'intervento di rinoplastica sia la chirurgia estetica più eseguita nell'uomo.

Ciò che si rileva in fase di consultazione preliminare, nella grande maggioranza dei casi, è che si voglia ambire a un naso che continui a mantenere i tratti di mascolinità.

Per valutare le diversità di approccio, analizzerei allora 3 aspetti:

1. Il dorso. Esso tende a essere meno scavato nell'uomo durante questa chirurgia. In realtà si cerca di rimuovere la gobbetta rendendo il profilo del dorso nasale possibilmente retto, senza alcuna concavità che renderebbe i tratti forse un po' troppo femminilizzati.

2. Un'altra parte sulla quale è bene porre attenzione è la punta. Essa deve differenziarsi da quella della donna per essere meno

sottile e sollevata. Questo lo si ottiene mantenendo buona parte della struttura cartilaginea presente in loco e modificandola in maniera meno aggressiva. L'angolo tra il labbro e la base della punta è bene che sia tra 90 e 95 gradi. Mentre in una donna, come ti ricorderai dal primo capitolo, si tende ad avere un angolo di 100-105 gradi. Quindi si mira a una punta meno sollevata, la quale sarebbe pure abbastanza femminilizzante, al pari del dorso troppo "scavato".

3. Come detto prima la pelle nell'uomo tende a essere più spessa. Eccoti, a seguire, due effetti collaterali di tale aspetto.

- In primis, un effetto positivo nel senso che rende più difficile ottenere un'alta definizione della punta. Che, come visto, non sarebbe in linea con le fattezze di un viso mascolino.

- Sai ormai molto bene che la pelle spessa è anche più pesante e tende a fare scendere di più la punta nei mesi di assestamento postoperatorio arrivando, potenzialmente, a inficiare anche la fisiologia della respirazione. Ecco allora che la rinoplastica strutturata, descritta nel capitolo 5, ci viene in aiuto.

Ricapitolando brevemente, anche l'uomo si sottopone con alta frequenza alla rinoplastica. Tuttavia, in sede di programmazione chirurgica, è necessario pensare alle modificazioni da eseguire tali da non rendere troppo femminilizzanti i tratti del viso. È infatti questa la richiesta principale prima dell'intervento.

Anche il naso invecchia: i 9 motivi del cambiamento

Il naso cresce "attivamente" dalla nascita fino al completo sviluppo: 16-18 anni d'età. Durante tale crescita, subisce cambiamenti correlati alla genetica e al corredo familiare. Tuttavia, eventuali importanti traumi nasali infantili o adolescenziali potrebbero influenzare certamente la sua fisionomia finale. Come hai avuto modo di comprendere nel capitolo 4, quando abbiamo trattato le deviazioni nasali.

Detto questo, i suoi cambiamenti non finiscono qui. Continuano, in realtà, per tutta la vita. Infatti, esso sente sicuramente gli anni che passano, come ogni parte del nostro corpo. Tali modificazioni nel tempo, inoltre, lo fanno sembrare quasi fosse in continua crescita.

Vediamo allora più in dettaglio cosa succede col passare del tempo.

1. Come prima cosa direi che la forza di gravità, alla lunga, agisce anche sul naso. In generale, tutti i tessuti del nostro corpo con il passare degli anni tendono a cedere sotto questa azione continua e incessante. Parliamo a questo proposito, di ptosi (o discesa) dei tessuti. La si nota maggiormente e più

precocemente sulle parti del corpo più pesanti, voluminose e molli non dotate di un supporto osseo o cartilagineo a sostenerle. Il seno o i glutei sono forse gli esempi più calzanti. Tuttavia, anche sul naso la forza di gravità estrinseca la propria azione, contribuendo in particolare a farne scendere la punta. È tuttavia un cambiamento molto lento, che inizia a palesarsi lentamente dopo i 45-50 anni.

2. La punta scende anche per altre ragioni. Per esempio, a causa del fatto che le strutture legamentose, che tengono connesse le cartilagini tra loro, si lasciano andare per la naturale perdita di elasticità nel tempo, ponendo sempre meno resistenza alla forza di gravità che abbiamo appena visto.

3. La muscolatura nasale che contribuisce al supporto delle cartilagini inizia pure ad atrofizzarsi.

4. Con la discesa della punta, ogni eventuale gobbetta appare ancora più accentuata. Quindi è come se crescesse, senza in realtà crescere.

5. La parte più sebacea della cute nasale, quella che ricopre la punta, tende pure a ispessirsi e diventare ancora più pesante. Ulteriore stress aggiuntivo alle cartilagini della punta che quindi hanno una ragione in più per cedere alla forza di gravità.

6. Le ossa nasali diventano più sottili e deboli.

7. Un altro importante fattore da tenere in considerazione, che ci fa percepire delle modificazioni rispetto a come ci appare il naso, è il cambiamento del contesto in cui è inserito. Con l'età le guance si svuotano a causa del fisiologico atrofizzarsi dei tessuti molli in esse contenuti e della loro discesa, per i motivi di cui sopra. Il naso sembra quindi proiettare in fuori ancora di più.

8. Pure le ossa mascellari vanno incontro a una certa atrofia ossea facendo mancare l'abituale supporto alla base della piramide nasale e favorendo ulteriormente, come se non bastasse, la discesa della punta nasale.

9. Similmente, l'atrofia mandibolare accorcia la parte inferiore del viso alterandone le proporzioni con tutto il resto. Il naso, pertanto, relativamente a questa modificazione, appare ancora più lungo e grande di quello che è.

La conseguenza di tutto questo cambiare è che il naso, magari inizialmente anche proporzionato, appare poi più grosso, con un dorso più prominente, allungato e con la punta più cadente. La funzionalità nasale può subire una compromissione a causa di questo indebolimento strutturale e cambiamento della forma.

- L' efficienza della valvola esterna (apertura delle narici) è ridotta principalmente a causa del fatto che la punta cadente, come ben sai, causa un'alterazione della direzione del flusso aereo in entrata che ne riduce l'efficacia.

- La valvola interna (parte cartilaginea del dorso nasale) indebolita è meno efficiente nel resistere alla pressione negativa generata durante l'inspirazione.

Per queste ragioni un naso che invecchia potrebbe recare con sé un peggioramento della propria funzionalità.

La correzione chirurgica, pertanto, deve considerare tutti questi aspetti appena menzionati. Non è quindi sufficiente rialzare la punta. È necessario anche agire apportando un irrobustimento della struttura nasale cartilaginea tramite l'uso di innesti di cartilagine.

Per quel che riguarda il dorso c'è da considerare che esso potrebbe apparire più prominente semplicemente per il fatto che la punta è diventata adesso più bassa. L'eventuale gobbetta, quindi, potrebbe non richiedere alcun aggiustamento, "correggendosi" da sola una volta che la punta venisse ristabilita nella giusta posizione.

Se invece persistesse, potrebbe valere la pena fare alcune

considerazioni. Infatti, in questo tipo di nasi, è necessario cercare di essere il più possibile conservativi nel ridurre la forma nasale.

Principalmente per due ragioni:

1. Le ossa sono più fragili e quindi le eventuali fratture da dover eseguire chirurgicamente meno controllabili. Pertanto, se fosse appena possibile, sarebbe meglio evitarle. Il che vuol dire, per il paziente, accettare una qualche prominenza del dorso, se non fosse eccessiva.

2. La cute, per via del processo di invecchiamento, perde elasticità e quindi capacità di ritrarsi a volumi nasali molto ridotti. È quindi fondamentale non mirare a importanti riduzioni della struttura nasale in generale. Ciò vale sia per il dorso che per la punta.

Stabilito questo, abbiamo visto che il naso cambia invecchiando per delle modificazioni della propria struttura. Ma anche a causa di alterazioni del contesto anatomico in cui è alloggiato. Pertanto, in un'analisi più generale, potrebbe essere utile considerare che un miglioramento della percezione del proprio naso potrebbe essere conseguente anche a un ristabilire i volumi e le proporzioni del viso. Sto parlando di trattamenti quali i filler oppure approcci chirurgici quali il lipofilling e il facelift.

Essi esulano però dagli argomenti trattati in questo libro e quindi non vado oltre la semplice menzione. Aggiungerei solamente che, in realtà, non si presenta mai l'una o l'altra situazione in modo definito, quasi fossero compartimenti stagni. Il modularli e combinarli tra loro è la chiave per raggiungere i risultati più ambiziosi e bilanciati anche a chi volesse un cambiamento del proprio naso una volta passati i 50-55 anni.

RIEPILOGO DEL CAPITOLO 7:

- SEGRETO n. 1: La cosa più importante da fare nel periodo postoperatorio immediato è evitare quelle situazioni che possano aumentare un afflusso di sangue nel viso.

- SEGRETO n. 2: La regola base perché la rimozione dei tamponi sia indolore è evitare che questi aderiscano alle muscose.

- SEGRETO n. 3: È importante che la rinoplastica nell'uomo non aggiunga al naso tratti troppo femminilizzanti.

- SEGRETO n. 4: Tra gli aspetti che fanno apparire il naso più prominente col passare del tempo, ci sono anche le modifiche strutturali a carico del viso.

- SEGRETO n. 5: La correzione chirurgica di un naso "invecchiato" deve essere ancora più conservativa.

Conclusione

Eccoti alla fine di questo viaggio che ti ha portato a conoscere i segreti che si celano dietro all'esecuzione di una rinoplastica. A questo punto hai ormai ben chiaro perché venga considerato come l'intervento più insidioso per il chirurgo estetico. Egli non ha infatti molte possibilità di sbagliare. La corretta pianificazione, in primis, ha una importanza fondamentale. Capire il naso che sia ha di fronte durante l'esame del paziente è determinante per progettare il tipo di cambiamento da effettuare.

È infatti in base a questo esame preliminare che il chirurgo inizia a visualizzare nella propria mente la nuova possibile forma a cui aspirare, cercando di chiarire i limiti e i possibili ostacoli tecnici che si potrebbero trovare lungo il cammino. Tali considerazioni non possono prescindere da quelle che sono le volontà e i desideri del paziente. È solo mettendo insieme questi due aspetti, infatti, che si giunge a una proposta di miglioramento possibile.

È altresì vitale che il paziente ben comprenda ciò che può essere ottenuto con la chirurgia. In modo da modulare le proprie aspettative tali che queste possano essere poi soddisfatte.

La seconda importante fase è quella dell'esecuzione in sala operatoria. A questo proposito hai imparato che esiste una rinoplastica aperta e una chiusa. Come il chirurgo apporta modificazioni alla punta e al dorso nasale e talvolta anche al setto, qualora fosse presente una deviazione nasale. Ti è ormai è ormai chiaro quanto importante sia eseguire la chirurgia nel modo più conservativo possibile.

Ciò include anche il concetto di ricostituire la struttura nasale rinforzandola attraverso l'uso di innesti di cartilagine col fine di ridurre i margini di imprevedibilità dell'assestamento postoperatorio e preservare il più possibile la funzionalità respiratoria nasale. Infatti, il massimo grado di difficoltà il chirurgo lo incontra nell'eseguire delle chirurgie secondarie. Chirurgie in cui sono già stati eseguiti uno o più interventi precedentemente. I quali, però, per una errata esecuzione o per un assestamento che non è andato secondo i piani, hanno portato a dei risultati sub-ottimali, tali da richiedere un nuovo intervento correttivo. Sono queste le situazioni tecnicamente più complicate che il chirurgo affronta quando esegue una rinoplastica.

L'argomento è vasto e tecnicamente complesso. Ho cercato di esporlo in modo tale da renderne la tua comprensione più agevole. Anche se, per alcuni aspetti, non è stato sempre semplice. Tuttavia, spero di essere riuscito a farti intendere cosa esso significhi. Se pensi che questo sia il caso e volessi farmelo sapere, magari attraverso una recensione, non potrei che essertene molto grato.

Cerco di aggiornare con regolarità i contenuti dei canali attraverso i quali espongo quello che faccio. Pertanto, hai varie opzioni che ti renderebbero semplice seguirmi:

- Facebook: dottorrenatozaccheddu
- Instagram: renatozaccheddu
- Sito Web: www.drzchirurgiaestetica.it

Nel sito Web in particolare, oltre ai vari servizi offerti, potrai accedere al mio blog, *Digital Magazine*, nel quale apporto nuovi contenuti settimanalmente.

Va da sé che se invece volessi approfondire con me la possibilità di sottoporti a una rinoplastica, non potrei che essere felice di accoglierti e ascoltarti. Visito regolarmente a Milano e a Parma. Mi trovi ai seguenti numeri:

340.45.08.274 per Milano
349.82.13.166 per Parma

Grazie.

Ringraziamenti e approfondimenti suggeriti

A Chiara Ponzoni, avida e curiosa lettrice. Grazie per l'aiuto nella stesura finale del testo.

Ad Alice, Geraldine e Jonela. Confortato dal loro costante e fondamentale supporto, procedo con più sicurezza e decisione.

Per chi volesse approfondire l'argomento

A seguire alcuni dei testi su questo argomento al centro delle tante ore di studio durante la mia formazione:

- *Rhinoplasty. The art and the science.* M.E. Tardy Jr. Volume 1-2
- *Dallas Rhinoplasty. Nasal Surgery by the Masters.* R.Rohrich, W.Adams Jr, J. Ahmad, J. Gunter. Volume 1-2
- *Primary Rhinoplasty. Redifining the logic and techniques.* J. B. Tebbets.